U0199761

健康哲学

王卫红 吴新玲 杨媛媛◎著

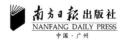
南方日报出版社
NANFANG DAILY PRESS
中国·广州

图书在版编目（CIP）数据

健康哲学 ：提升健康水平，降低医疗费用 / 王卫红，吴新玲，杨媛媛著. -- 广州 ：南方日报出版社，2022.4
ISBN 978-7-5491-2271-4

Ⅰ. ①健… Ⅱ. ①王… ②吴… ③杨… Ⅲ. ①健康－理论－文集 Ⅳ.
①R161-53

中国版本图书馆 CIP 数据核字(2020)第 223364 号

JIANKANG ZHEXUE

健康哲学——提升健康水平，降低医疗费用

著　　者：王卫红　吴新玲　杨媛媛
出版发行：南方日报出版社
地　　址：广州市广州大道中 289 号
出 版 人：周山丹
责任编辑：刘志一　李　哲
特约编辑：黄　佩　彭冬梅
装帧设计：肖晓文
责任校对：裴晓倩
责任技编：王　兰
经　　销：全国新华书店
印　　刷：广州市岭美文化科技有限公司
开　　本：787mm×1092mm　1/16
印　　张：13.25
字　　数：200 千字
版　　次：2022 年 4 月第 1 版
印　　次：2022 年 4 月第 1 次印刷
定　　价：68.00 元

投稿热线：(020) 87360640　　读者热线：(020) 87363865
发现印装质量问题，影响阅读，请与承印厂联系调换。

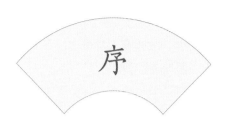

序

李楚源

新冠肺炎疫情之下，全世界注重疾病预防的健康意识正在不断增强。人们对美好生活的追求，使得健康需求从过去的"活下来"升级为现在的"活得久，活得好"。

生命科学也是生命哲学。未来全球健康的主流，既要关注生命科学，也要关注生命哲学。

2021年8月2日，年度《财富》世界500强排行榜公布，广药集团成为全球首家进入世界500强的以中药为主业的企业，排名第468位，利润排名第390位。这是继中医药立法和屠呦呦获得诺贝尔奖之后，中医药界的又一盛事。

一直以来，广药集团扎根医药健康产业，并对人类的健康哲学进行思考，

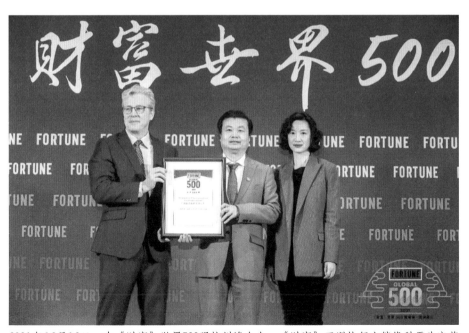

2021年10月19日，在《财富》世界500强杭州峰会上，《财富》亚洲执行主编钱科雷为广药集团颁发世界500强证书

提出自己的理念与方案，希望对实现全人类健康水平的提升有所裨益。

那么，到底什么是人类的健康哲学呢？

简单地说，就是健康地活，长寿地活，有质量地活。当你懂得健康，也就是真正懂得人生；而懂得人生，也就收获了健康。健康，实质上是一种全面素质上的修养。健康——有之不必然，无之必不然！

多年来，广药集团在健康哲学方面已有丰富的实践经验。比如，近年来我们提出"时尚中药"，即用现代的科技、时尚的营销，打造出普罗大众需要的健康产品，在此基础上，我们又进一步提出"时尚中药化，中药时尚化"，让中医药融入人们的衣食住行；再比如，我们坚持中西医并重，中西医虽然表现为两种截然不同的哲学思维方式，但并不矛盾，而是互为补充的，都是"健康的哲学思维"。

纵观目前市场上讨论健康哲学的图书，或侧重于学术探讨，或偏重饮食养生。作为全国最大的工业制药企业和中成药生产基地，广药集团有着12家中医药中华老字号，占全国医药老字号的半壁江山，中医药文化底蕴深厚，这些老字号发展欣欣向荣，老树开新花。同时，近年来广药集团在仿创化药、生物制药、大医疗等业务板块业绩亮点频出，真正做到将中医和西医、理论和实际有机融合起来。于是，我萌生了写一本《健康哲学》读物的想法，将广药多年的经验整理成书，以期惠及读者。

广东外语外贸大学南国商学院王卫红教授是广药集团的独立董事，对集团整体情况非常熟悉。同时，她的团队拥有深厚的企业管理和市场营销专业功底。她们在搜集和总结了大量资料的基础上写成本书，梳理和提炼了中医药文化中蕴含的健康哲学，让人读之有"沉浸浓郁，含英咀华"之感。

本书由王卫红教授撰写提纲并最后统稿，书中第一章、第二章、第三章、第七章、第八章由王卫红教授撰写，第四章、第六章、第八章由广东外语外贸大学南国商学院吴新玲副教授撰写，第三章、第五章、第九章由广东外语外贸大学南国商学院杨媛媛副教授撰写。

广药集团正全力打造世界一流企业，应对疾病、关注健康、珍惜生命是我们的责任。我们希望此书所总结出来的"广药方案"能为全世界"提升健康水平，降低医疗费用"作出贡献！也感谢社会各界对广药集团的关心、关爱和支持。祝所有读者身体健康、吉祥如意！

2022年元月

（本文作者系广药集团党委书记、董事长）

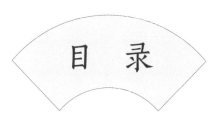

目 录

上篇

　　"健康哲学"，是人们从古至今思索不止的话题。人类在文明发展的过程中，通过不断地总结健康养生的实践、研究生命健康的本质，孕育出丰富的关于健康的理论经验。古今中外的健康哲学相辅相成，共同造福于人类的健康和幸福。

　　健康哲学分为世界观与方法论两个部分，即如何认识与健康有关的事物与活动和如何运用健康哲学理论指导具体实践。理论是明灯，实践是船桨，缺一不可。

　　本书的上篇包括第一章至第三章的内容，从世界观的角度出发，围绕健康哲学的内涵与发展铺开。

　　第一章介绍健康哲学的核心内涵。从"哲学""健康"的概念出发，解释什么是健康哲学，并阐述健康哲学的终极目的——提升健康水平，降低医疗费用。

　　第二章介绍人类文明中的健康哲学。在简要介绍古希腊医学和古印度医学中的健康哲学后，重点介绍拥有两千年历史的中医学以及中医学中的健康哲学。

　　第三章介绍现代生活中的健康哲学。现代以来，医疗技术的进步与发展中的迷思，促使人类不断反思健康哲学的内涵与意义，包括健康的标准、危害健康的因素以及健康管理的实施等等。

　　笔者希望通过本篇内容，引领读者对健康哲学形成系统的认知，增进健康知识、了解健康文化，从而为实现"健康地活，长寿地活，有质量地活"提供有益的参考。

第一章　健康哲学的核心内涵

2020年初，一场突如其来的新冠肺炎疫情，给中国的春节蒙上了阴影。但是，每次灾难发生时，总有"逆行者"不顾个人安危，冲在前线保护着人们的安全。

2020年2月26日，广州医药集团党委书记、董事长李楚源接受广州日报专访时说："17年前，2003年'非典'时期，大家提到了几座'山'——小汤山、白云山、钟南山。这次抗击新冠肺炎也有几座'山'是人们热议的——火神山、雷神山、钟南山和白云山……"

"在抗击疫情的战争中，火神山、雷神山就是战场；以钟南山院士为代表的医务人员则是指挥官和战士；以广药白云山为代表的企业则负责提供弹药。"李楚源说。

"还是白云山"，这是一句沉甸甸的承诺，也是一份义不容辞的责任。

2003年"非典"期间，广药白云山第一时间加班加点生产板蓝根颗粒，承诺"不加价，不停产"地将其捐赠给一线救治患者。

17年后，新冠疫情来袭，广药白云山又第一时间捐赠了价值1200万元的药品和防护物资；第一时间提出"两不、两保"四大承诺——"不提价、不停工，保证产品质量、保证公益为上"。自庚子年春节以来，广药集团有共计2000余人奋战在抗疫一线，近5万人次参与保供稳价工作。

在全国人民众志成城的努力下，疫情得到了控制，人们的生活也逐渐回到了轨道上。然而，这次席卷全球的大疫情，使得所有人不得不重视起健康的价值和意义，认真思考什么是健康、如何保持健康等问题。

诚如李楚源所说，"健康——有之不必然，无之必不然！"健康是人类永恒的生命议题，是实现幸福生活的基础条件。

疫情还远没有结束，广药集团以保护人民健康为己任的愿望和责任感始终如一。因此，广药集团决定编写一本《健康哲学》读物，希望通过此书普及健康知识，实现"提升健康水平，降低医疗费用"的广药初心，践行这家大型制药企业"广药白云山，爱心满人间"的使命担当。

第一节　健康哲学是什么？

在2018年瑞士达沃斯论坛上，广药集团董事长李楚源发表的"人类健康的哲学思考"演讲引起会场内外众人的关注。在他看来，健康哲学就是"健康地活，长寿地活，有质量地活……"

当然，这只是一句概论之言。那么在广药集团人的意识里，健康哲学到底有着怎样的体系以及怎样更为广博的内涵呢？或许我们可以从"哲学"这一本源谈起，渐渐深入、逐步聚焦，通过回答"什么是哲学""什么是健康"和"什么是健康哲学"三个问题，一层层地去剖析健康哲学的真谛。

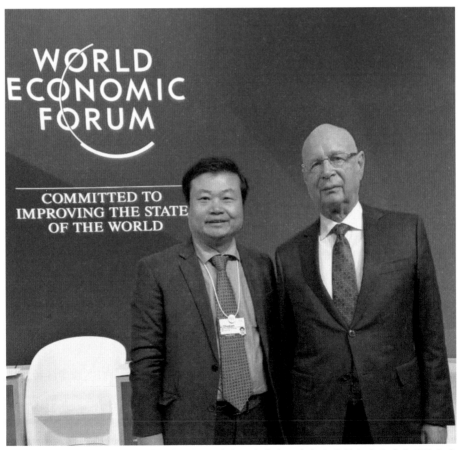

2017年，广药集团董事长李楚源与世界经济论坛主席施瓦布交流世界经济全球化下的企业创新发展

一、什么是哲学？

什么是"哲学"？先贤对其有着各种各样的解释。

古希腊哲学家苏格拉底对哲学的归纳可用三句话来表述：第一，"认识你自己"；第二，"未经审视的生活是不值得过的"；第三，"我知道自己的无知"。

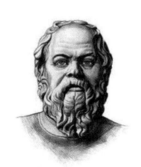

苏格拉底

亚里士多德认为：求知是所有人的本性。人都是由于惊奇而开始进行哲学思考的，一开始是对身边不解的东西感到惊奇，继而逐步前进，对更重大的事情产生疑问。

德国哲学家康德用三句话概括哲学观点。第一句话："我能够知道什么？"第二句："我应该做什么？"第三句："我还应该希望什么？"每一个有智慧的人在审视自己的人生时都必须回答这三个问题。

胡适在他的《中国哲学史大纲》中指出："凡研究人生切要的问题，从根本上着想，要寻一个根本的解决——这种学问，叫做哲学。"

可见，哲学是一门解释世界的学科。中外哲学的产生皆起源于疑问。

人类活动的一切领域，都存在各种各样的问题，遇到问题时人们都会寻求解释。而对事物的种种现象加以归纳和总结，然后进行系统化地解释的学问，就是哲学。

也就是说，哲学的意义是帮助人们认识世界的方方面面，对实践中各种各样的问题给出答案。哲学的研究范畴几乎是其他学科的总和，它解释世界的本质，影响着人们的世界观。

"哲"就是思考。哲学引导我们学会从生活中发现问题，并探索问题的答案，养成思考的习惯。

"哲"就是智慧。哲学是我们思考事物的一种方式，哲学让每个人都勤于思考，开发智慧。

　　"哲"就是道理。哲学是我们对世界的认识，让每个人在实践中遇到问题时，心中有一盏灯塔指引自己的行动。

　　那么，对我们而言，学习哲学，到底有什么样的意义？

　　学习哲学，是一种使人向善的素养，能够引领我们更好地生活。

　　哲人就是善于用思考来改善自我，进而影响世界的人。中国古代汉语中没有"哲学"一词，但古典文献中很早就有了和"哲"字相关的词，如"孔门十哲""古圣先哲"等词。"哲"或"哲人"，专指那些善于思辨、学问精深者，近似西方"哲学家""思想家"之谓。

　　虽然不是每一个人都会成为真正的哲人，但每个人都有他认识世界的哲学观。明确自己的哲学观，能帮助我们在现实生活中为自己找到一条出路，而不是感到茫然。向好向善的哲学观可以引领我们在实践中作出更有利的判断，向着更好的方向行动。

二、什么是健康？

　　要思考健康哲学，还要知道什么是"健康"。

　　健康是指一个人在身体、精神和社会等方面都处于良好的状态。世界卫生组织（WHO）提出："健康不仅是没有疾病，而且包括躯体健康、心理健康、社会适应良好和道德健康。"因此，现代人的健康内容，包括躯体健康、心理健康、心灵健康、社会健康、智力健康、道德健康、环境健康等。

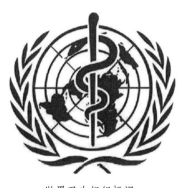

世界卫生组织标识

关于健康的重要性，广药集团董事长李楚源认为："健康哲学简单地说，就是健康地活，长寿地活，有质量地活。当你懂得健康，也就是真正懂得人生；而懂得人生，也就收获了健康。健康——有之不必然，无之必不然！"

三、什么是健康哲学？

2017年12月，在《财富》全球论坛"医疗的未来"圆桌会议上，广药集团董事长李楚源谈道："生命科学也是生命哲学。未来全球健康的主流，既要关注生命科学，也要关注生命哲学。"健康哲学就是一种生命哲学。

在现实生活中，人们的身体和心理往往容易产生各种各样的问题，从而引发不适的感受，甚至导致疾病的发生和寿命的缩短。此时，人们就会产生疑问：我的机体是由什么构造？机体的运行依据怎样的规律？是什么使我感到不适或产生疾病？我应该如何避免这些情况的发生，让自己保持健康？解决健康问题的路径有很多，我们应该如何认识和抉择？

健康哲学，就是认识健康、追求健康的智慧，是站在哲学的高度审视和思考健康，审视人类健康的状态，思索人怎样才能活得健康而又有品质。通俗地讲，就是回答"什么是健康""为什么追求健康"和"怎样达到健康"的问题。

健康哲学强调以健康理念培养为根基，以健康知识普及为前提，以健康的生活方式为关键。探讨健康哲学，最终是要达成一个人类健康的理想状态，而广药集团在多年的实践和思考当中，提出了健康哲学——"提升健康水平，降低医疗费用"。"提升健康水平"涵盖了健康理想状态的各个方面，强调以健康理念培养为根基，以健康知识普及为前提，以健康的生活方式为关键。"降低医疗费用"则是寻求健康问题的最优解，强调要以最合理、最高效、最经济的方式去追求健康，通过成本低、效果好的日常保健来"治未病"，以及采用中西医结合的医疗方式来治病。

如何以最佳的路径达到最健康的状态，这就是健康哲学要回答的终极问题。在人生的道路上，每个人都应该对身边的人和事物产生哲学的思考，尤其是关于健康的哲学思考，应当贯穿我们一生。

健康哲学源于生活，只要掌握并运用好健康哲学，健康离每个人并不遥远。

第二节　怎样提升健康水平？

健康是人类思考的永恒话题，提升健康水平是幸福人生的终极追求。早在《尚书·洪范》中就有中国人重视健康的记载："五福：一曰寿，二曰富，三曰康宁，四曰攸好德，五曰考终命。六极：一曰凶短折，二曰疾，三曰忧，四曰贫，五曰恶，六曰弱。"简单地解释，就是人生的福气中，长寿绵延、健康安宁、寿终正寝，都是和健康相关的；而夭折、疾病等不健康的因素，则是影响人生幸福的重大因素。

健康如此重要，然而目前人类整体的健康水平还有待提高。

世界卫生组织近年公布了一项全球性健康调查，表示全世界真正符合健康标准的人口仅占总人口的5%，患病人口占20%，其余75%的人处于亚健康状态。也就是说，全世界绝大部分的人处于亚健康或患病的状态。2020年至今，新冠肺炎在全球肆虐，进一步提升了人们对健康的关注度。因此，"怎样提升健康水平"日益成为人类讨论的重要议题。

对我们国家而言，全面建设小康社会就必须全面发展健康事业，健康水平的提升和人民获得感、幸福感息息相关。健康是生命的基本保障，健康水平体现了社会的文明程度，也体现了国家的富强程度。据国家卫生健康委员会发布的数据，新中国成立以来我国人民的健康水平有了显著的提高，人均预期寿命从新中国成立前的35岁提升到2019年的77.3岁。

然而，健康不仅意味着活得长，还意味着活得好。在快节奏的当代社会，不良生活习惯、亚健康问题和心理精神问题等健康隐患，日益成为无法忽视的健康"拦路虎"。要想实现健康水平的真正提高，不能仅仅关注"有病治病"，而是要全方位地认识和关怀人的健康，控制危害健康的因素，帮助人们活得舒服、活出幸福。

因此，我们探讨健康哲学，必须要研究和普及健康文化，这有利于每个个体实现健全的发展，也有利于健康中国、全民健康的实现。

提升健康水平在思想文化层面上，归纳起来有三层内涵。

一、健康价值认知

提升健康水平，首先要深入地认识健康价值。只有正确地认识了健康的内涵，才能够树立正确的健康目标；只有真正明白了健康对人的重要性，才会自觉地重视健康的管理。

1989年，世界卫生组织提出的健康概念是：所谓健康，并不仅仅是不得病，还应包括心理健康以及社会交往方面的健康。也就是说，健康是在精神上、身体上和社会交往上都保持健全的状态。

健康既是一种生活状态，也是一种生命追求；健康既是人的基本权利，也是人生的第一财富；健康既是一种生命信仰，也是全民生命意识的体现。

健康的价值对于人生来说是全要素的，包括在身体、心理、心灵和社会上的体现；同时也是全方位的，包括对健康、亚健康、疾病、衰老和残障等的探讨。从个体健康到群体健康，从健康的生活方式到健康的环境营造，从运动健身到心灵净化和道德培育，健康与我们每个人的生活息息相关。

二、健康文化传播

提升健康水平，还需要促进健康文化的传播。健康文化就是人类围绕如何达到健康状态所积累的知识和经验，是指导人如何变得更健康的明灯。

健康文化涵盖了健康心态、健康习惯、健康行为、健康环境等诸多元素。同时，健康文化具有博大精深、因地制宜的特点，不同地区和国家的人们，在漫长的岁月里，形成了各具特色的健康养生文化。然而，研究和比较各种各样的健康文化就会发现，其实不同的人对于健康文化有着许多共识，也就是说存在全人类都适用的基本的健康准则。

健康文化传播是围绕健康这个核心概念所开展的各类文化传播形式与内容，其目的是以各种方式提升全民健康素养，减少个人医药费开支，把健康的生活习惯以文化的形式固化起来并延续下去。本书的写作与发行就是一种健康文化传播的过程。

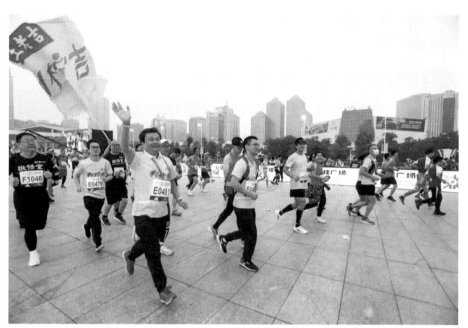

广药跑团在2020年广州国际马拉松赛中展现健康活力

三、健康趋势判断

全球健康大趋势正在发生变迁。医疗改革将从医疗保险转到健康保险,再从健康保险转到健康管理,逐步实现生命关怀目光前移和健康服务关口前移。今后,对中西医结合的探索以及中医"治未病"理念的贯彻落实,将会得到更多的关注。保健与养生,防病和健康预警将是大势所趋。

习近平总书记在十九大报告中提出,要在"病有所医"上不断取得新进展,要"完善国民健康政策,为人民群众提供全方位全周期健康服务",并对健康中国战略的实施提出了一系列明确的指示。这充分体现了我们党对健康在促进人的全面发展和经济社会协调发展中重大作用的整体思路,也呼应了广大人民群众的热切期盼。"健康中国"战略的提出和落实,正是在顺应健康大趋势的发展。

对个人而言,随着健康问题越来越受到关注,人们将更加注重个人健康修养的提高,重视个人的健康管理,更加积极地参与对健康有益的活动,关注疾病的预防和控制。

第三节　怎样降低医疗费用?

一、各国医疗卫生支出压力日益增长

据联合国人口发展基金会的统计数据,目前全世界9人之中有1人在60岁以上,预计到2050年,全世界60岁以上的人口将达到20.3亿,占总人口的22%,每5人中有1人超60岁。全球人口老龄化趋势正在加速,亚健康状态日益普遍,世界各国医疗卫生支出压力日益增大。

而在我国,医疗费用支出对政府和个人而言,都是不容忽视的问题。

2009年,中共中央、国务院发布《关于深化医药卫生体制改革的意见》,拉开了新医改的序幕。此后,全国各地积极落实政府责任和投入政策,医改工作不断深化。卫生投入和基本医疗保障力度不断加大,商业健康保险和社会办医等社会卫生筹资总量不断增加。

国家卫健委发布的《2019年我国卫生健康事业发展统计公报》(简称《公报》)显示,我国医疗卫生资源总量逐年增加,2019年,我国医疗卫生机构累计100.75万个,为人民的生命健康筑起了一道防护墙。2019年末,全国卫生人员总数达1292.8万人,每1000人当中就有执业(助理)医师2.77人,注册护士3.18人。这些数字越来越接近发达国家的水平,这意味着我们国家的医疗服务资源越来越丰富,人民的健康越来越有保障。

然而,卫生健康资源的增长,伴随的是较为庞大的医疗费用支出,政府、社会和个人均为此付出了巨大的成本。《公报》显示,2019年全国卫生总费用预计达65195.9亿元,人均卫生总费用达到4656.7元,卫生总费用占国内生产总值百分比为6.6%。

同时,虽然个人支出在卫生总费用中所占的比例降低,个人负担相对减轻,但百姓"看病贵"的问题还有待真正解决,个人绝对卫生支出仍在逐年上涨。[1]因此,我们未来不仅要做好提升健康水平的工作,也要在降低医疗费用上下功夫。

---

① 文学国、房志武.医改蓝皮书:中国医药卫生体制改革报告(2014—2015)[M].北京:社会科学文献出版社,2015.

如何以最佳路径达成健康目的，也是健康哲学应当思考和回答的问题。

事实上，医疗费用的增长与负担，很大程度上与落后的健康观念有关。这就要从危害人类健康的疾病历史说起。

直到19世纪后半叶前，人类健康的最大杀手是急性病和传染病，基本上只要传染病一发生，医生就束手无策。1799年，美国总统华盛顿骑马巡视庄园，偶染微恙，两天后便因咽痛和呼吸困难等病症痛苦地逝世，年仅67岁。当时的医生在无可奈何的情况下，只能采取现在看来很是荒谬的放血疗法，21小时内总共为华盛顿放血2000 ml，可见当时医疗水平的落后。

二、"上医治未病"与"预防为主"能够减少医药费开支

随着外科学、细菌学等现代医学的迅速发展，急性病得到了前所未有的有效控制。因此，"医疗"在许多人的心目中，一跃成为看似无所不能的神明，似乎一切的健康问题都可以寻求医疗的介入，从而得到解决。

然而，医疗虽可以解决许多急性病和传染病的问题，却很难防止慢性病的发生。在今天，慢性病成为现代人健康的一大"杀手"。

为了解决慢性病的问题，20世纪以来，各个国家都投入了大量的人力物力，希望通过医疗的研究攻坚，来解决慢性病对人类健康的危害。然而，在急性病防治中发挥了关键作用的医疗手段，在慢性病面前却始终不能起到根治作用，原因就在于这类手段过于关注疾病发生后的控制，却没有关注疾病发生前的预防。

受到"有病治病"的落后健康观念的影响，长期以来医疗卫生界和社会大众都认为，提升健康水平最立竿见影、行之有效的措施，就是加大医疗费用的投入。医院不断地增加对各种器械设备、人力资源和各类药品的投入，以满足日益增长的医疗需求，而人们也经常一感到不适就前往医院就诊。因此，出现了"过度医疗"的问题，医疗费用也就一直居高不下，给财政、社会和个人都造成了不小的负担。

健康是无价的，但追求健康，其实并不一定要付出昂贵的代价。只要重视健康管理和疾病预防，采取合理的保健养生和医疗手段，就能够有效地降低医疗费用，从而促进健康水平的普遍提高。

首先，要提高对疾病预防的重视程度，防患于未然。

针对现状，广药集团董事长李楚源提出："未来世界医药健康产业的主流应该从治疗疾病，向预防和治疗并重、预防为主的趋势发展。而普及健康哲学，提高全民的健康水平，减少医药费开支，进而减少医疗财政开支应该是各国的努力方向。"

许多重大疾病的发生，都可以通过早期预防和发现来避免。中医提倡"上工治未病"，世界卫生组织也提出"预防为主"的口号。据世界卫生组织测算，如果在慢性病预防上多投入1元钱，就可减少8.5元治疗费并节约100元的抢救费。可见，疾病预防能够有效减少重大疾病的医疗开支。

其次，要重视中西医结合在医疗上的应用，利用好中医药的宝贵价值。

目前，中国中医医院诊疗人次已经超5.3亿，中医医院各项医疗费用开支都要比综合性医院低。中医药以较少资源总量提供了较多服务份额，在遏制医疗费用飙升、减轻医疗负担方面体现出明显的优势。振兴发展中医药是探索医药卫生体制改革，用"中国式办法"解决问题的重要途径之一。

在本次新冠肺炎疫情当中，中医疗法的价值再次被世人所重视，中西医结合的疗效也得到了有效的证实。

2020年12月4日，在世界抗击新冠疫情的关键时刻，第八次世界中西医结合大会在英雄之城湖北武汉举办，来自中、俄、美、日、德等十几个国家和地区的1000多名专家参与了此次大会，其中两院院士8名，外籍专家20名。

这次会议，不仅是对中西医结合在抗击疫情中贡献的总结，也是世界再次高度肯定中西医结合的标志。钟南山院士在开幕式上视频致辞，表示"只要我们坚持不懈地进行'中西医结合、中西药并用'的防控研究，一定会走出一条具有中国特色的高水平的疾病预防诊治的道路"。

格拉茨中医药研究中心主任鲁道夫·鲍尔表示，中国传统医学自古以来就在治疗病毒感染方面发挥了重要作用，全世界人民都可以从中医的预防和治疗作用中受益。

可见，中西医结合将是未来医疗发展的大趋势，不仅疗效卓著，在降低医疗费用上也将会起到重要的作用，能够有效减轻医疗负担，惠及更多的人。

三、健康哲学理论体系

本章对哲学与健康的概念进行了溯源，归纳了流传千年的中医养生哲学，展示了中医药呵护人类健康的魅力，引导人们注重健康管理，帮助人们掌握养生秘诀。希望健康哲学的普及，能够为实现广药集团"提高健康水平，降低医疗费用"的初衷出一份力。

本书的健康哲学理论体系可以归纳为下图所示。

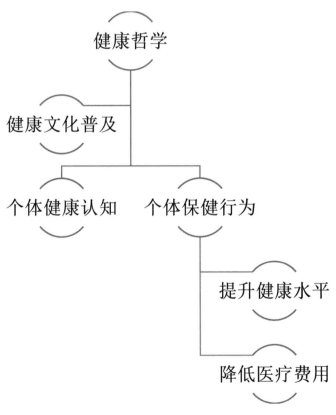

健康哲学理论体系

第二章　人类文明中的健康哲学

文明发展的历史上，人类不断地探索和认识健康问题。在传统医学当中，就产生了许多有关健康哲学的真知灼见。

在武汉召开的第八次世界中西医结合大会上，毛里求斯第六任总统阿米娜·古里布·法基姆介绍了非洲药用植物在全球卫生保健体系中的应用潜力，她表示：世界上80%的人口仍然依赖传统医学进行初级保健，因此保护药用植物遗传资源，记录和验证传统医学中的知识迫在眉睫。[1]

文艺复兴以来，西方医学迅速发展，日益成为应用最广泛的医学。因其高效的治疗方式，它在短短一两百年间获得了前所未有的权威地位，创造了人类文明与经济的辉煌。然而，在此过程中医学的技术虽然不断精进，医学的理念却与传统医学中的哲学智慧渐行渐远，导致了过度医疗、医患矛盾尖锐、治病而不养生等问题。

为了更好地解决这些问题，我们必须回顾传统医学的健康哲学思想。了解健康哲学的智慧，从而帮助我们修身养性、调节身心，达到"提高健康水平，降低医疗费用"的目的。

本章将介绍古希腊医学、古印度医学和中医学中的哲学观，重点介绍中医学养生思想中的天人合一、阴阳学说和五行生克三大哲学基础，并将不同文明孕育出的健康哲学观念加以比对，方便读者从背景、源头和分支上，增进对人类文明的健康哲学的整体了解。

---

[1]　央广网.第八届世界中西医结合大会在武汉开幕[EB/OL].（2020-12-4）[2020-12-27].http://news.cnr.cn/native/city/20201204 525353096.shtml.

第一节　世界古代医学文明中的哲学观

一、古希腊医学文明的哲学观

古希腊医学是后来罗马乃至欧洲医学发展的基础，许多古希腊的医学词汇一直沿用至今。除吸收埃及、巴比伦和亚述的医学以外，古希腊医学还受到过小亚细亚西部米诺亚（Minoa）民族医学的较大影响。

世界卫生组织的会徽由一支被蛇盘绕的权杖和被权杖覆盖的联合国标志组成。手杖和蛇，源自希腊医神阿斯克勒庇俄斯的故事。会徽的设计理念就起源于这个故事：阿斯克勒庇俄斯行医人间时，不仅带着手杖，而且手杖上总是盘绕着一条蛇。故事流传下来，后来"阿斯克勒庇俄斯之杖"就代表"医学"。他的女儿阿克索用钵体状的药碗喂养一条长蛇，阿克索就代表"药神"，而"阿克索之碗"则代表"药学"。

今天，美、英、德等国家的很多医疗机构中也都有蛇的标志。在欧洲建筑物上，常看到蛇缠绕在高脚杯上——这是药店的标志。

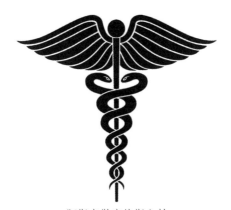

阿斯克勒庇俄斯之杖

古希腊的哲人在观察人的身体和审视人的生命时，对于"什么是健康""如何保持健康"的问题，产生了许多颇具哲学色彩的认识。

关于"什么是健康"这个问题，古希腊著名的哲学家和医生恩培多克勒提出四元素论，用元素之间的平衡解释健康。他认为一切物体都是由四种元素组成的，即火、气（风）、水和土（地），这四种元素以不同数量比例混合起来，成为各种性质的物体。只要这些元素达到了平衡，身体就是健康的。他的论断成为古希腊医学发展的理论基础。

关于"如何保持健康"这个问题，希腊哲学家也提出了自己的观点。

哲学家德谟克利特认为，物质是由极小的原子（atom）构成的，并用各种原子的离合来解释复杂多变的物质变化现象。他写信给名医希波克拉底时曾说过："人们用祷告向神求健康，而不知道自己拥有保持健康的方法。"德谟克利特的观点成为医学探究病因的指南。

希腊名医希波克拉底被誉为"西方医学之父"，他出生在医学世家，父亲和祖父都是著名的医生。希波克拉底年轻时受到家庭影响，巡游各地兼行医，讲述医学知识，足迹遍布小亚细亚的各个都市。古希腊医学发展的顶峰，是以希波克拉底的出现为标志的。从希波克拉底开始，人们抛弃了宗教迷信思想，逐渐地用唯物主义的眼光来观察世界，将医学奠定在临床观察的基础上。

相关研究指出，希波克拉底总结了美索不达米亚地区、古埃及和波斯的医学、天文学、数学知识，传承了古希腊医学传统，博采自然哲人思想之长，在战争和瘟疫的动乱中深刻发掘了疾病的双重内涵。

他对自然哲人提出的纷繁复杂的元素加以理性思考，提出四种体液学说，揭下了疾病的神秘面纱。在四元素论的基础上，希波克拉底灵活运用了恩培多克勒的"水火土气"元素和"爱""恨"动力，把元素论作用于人体产生的"冷热干湿"性质视为身体的构成元素，把由"水""火"构成的灵魂当作身体的动力。他发扬了血液、黏液、黄胆汁、黑胆汁四种体液学说，认为体液的平衡造就了身体各部分的和谐健康。

同时，希波克拉底还强调身体与灵魂的和谐。他认定脑具有思维功能，能使激情显现，是灵魂中的统治部位。他提出的摄生术面向灵魂，核心是营养，依照的是合适与节制的准则，目的是最大限度地去除不适宜的东西，使身体与灵魂和谐。基于希波克拉底的身体与灵魂和谐的思想，现代养生术，不应当仅追求身体的长寿，而更应培养节制的性情。①

《希波克拉底文集》是公元前5世纪前后古希腊医学知识的荟萃，集中反映了那个时代希腊乃至整个西方世界医学的真实水平，相当于中国的《黄帝内经》，

---

① 蔡天翼. 身体与灵魂的和谐[D].重庆大学，2019.

在文艺复兴之前长期统治着西方医学界，并且直到19世纪末，书中的一些理论和治疗方法仍然被沿用。

在治疗方面，以希波克拉底为代表的古希腊医学主要以"四液说"为基础，以二元对立统一和整体观念为指导，其目的是帮助人体恢复整体、动态的平衡状态。

希波克拉底认为，疾病的发生是相互对立又相互制约的元素之间失去平衡所致，因此提出了"对立治疗"的总原则。如果某种液体过剩就应该损其有余；欠缺则应该益其不足。

正如希波克拉底所总结概括的那样："事实上，医疗就是减和增，即减其有余而增其不足。能这样做的医生是出色的医生，没有按照这种原则实施治疗的医生就偏离了正常的医学轨道。"

【案例】希波克拉底生活的古希腊时期，医学受到宗教迷信的禁锢。巫师们只会用念咒、施法、祈祷等迷信的办法为人治病，不仅没有疗效，还耽误病情，使得病人人财两空。

在当时，尸体解剖为宗教与习俗所禁止，希波克拉底勇敢地冲破禁令，秘密进行了人体解剖，获得了许多关于人体结构的知识。在他最著名的外科著作《头颅创伤》中，详细描绘了头颅损伤和裂缝等病例，提出了施行手术的方法。其中关于手术的记载非常精细，所用语言也非常确切，足以证明这是他亲身实践的经验总结。

一天，希波克拉底在街上看到一个人突然神志不清，全身抽动，面色青紫、口吐白沫。周围的人都惊惶失措，纷纷商量着请巫医来看。这时，恰好有位僧侣经过，他装模作样地看了看病人就说："他得了神病，只有神才能宽恕他，快把他抬到神庙里去吧。"

"不对！"希波克拉底走上前说："世上根本没有什么神病，他得的是癫痫病，把他抬到神庙是治不好病的。"

那僧侣根本不把希波克拉底放在眼里，他高傲地说："什么癫痫不癫痫的，他的病是山神给的，只有祈祷山神才能治好。你不懂就别瞎说，惹恼了山神，让你也患上神病！"

希波克拉底理直气壮地说："癫痫症并不比其他疾病神秘，而是和其他疾病一样，具有相同的性质和相似的起因。只有魔术师、江湖术士和骗子，才会把它当作神病！"

"你胆敢当众咒骂山神，好大的胆子！那么你说这病是什么引起的？"

"脑，是他的脑子出了问题，才会变成这样子。"希波克拉底毫不示弱。

但是，在当时的环境下，他的科学解释是不可能被人们理解和接受的，那个病人最后被抬到了神庙里，没有得到及时有效的治疗。希波克拉底指出的癫痫病的病因被现代医学认为是正确的，他提出的这个病名，也一直沿用至今。

还有一次，希波克拉底碰到一个巫医给骨折病人治病。病人右腿被车轮辗断，鲜血淋淋，已昏死了过去。但巫医还硬叫家属扶着病人用左腿跪在神像前，他自己则念念有词，不知在说些什么。

希波克拉底气愤地走上前说道："靠念咒语怎能治好他的伤呢？这简直是在折磨病人，简直太荒唐了！"

巫医不屑一顾地说："看来你会治伤啊，那好，你说他的伤怎样治？"

"清洗创口，进行牵引，使断骨复位！"希波克拉底对骨折病人提出的治疗方法，是合乎科学道理的。为纪念他，后人将用于牵引和其他矫形操作的白床称为"希波克拉底白床"。

还有这样一个故事，一个病人下腹部绞痛，小便不畅。希波克拉底为其诊断后对病人家属说：病人出现这种症状，是由于饮用不洁的水引起的。不洁的水在尿道中逐渐凝结起来，不断增大变硬，就会引起剧烈的疼痛，甚至堵塞尿道，引起小便不畅。很显然，希波克拉底所说的病，就是尿道结石。

为了抵制"神赐疾病"的谬说，希波克拉底积极探索人的肌体特征和疾病的成因，提出了著名的"体液学说"。他认为复杂的人体是由血液、黏液、黄胆汁、黑胆汁这四种体液组成的，四种体液在人体内的比例不同，形成了人的不同气质：性情急躁、动作迅猛的胆汁质；性情活跃、动作灵敏的多血质；性情沉静、动作迟缓的粘液质；性情脆弱、动作迟钝的抑郁质。人之所以会得病，就是四种液体不平衡造成的。而液体失调又是外界因素影响的结果。因此他认为一名医生进入某个城市首先要注意这个城市的方向、土壤、气候、风向、水源、饮食习惯、生活方式等等这些与人的健康和疾病有密切关系的因素。

现在看来，希波克拉底对人的气质的成因的解释并不正确，但他提出的气质类型的名称及划分，却一直沿用至今。

在希波克拉底所著的题为《箴言》的论文集中，辑录了许多关于医学和人生方面的至理名言，如"人生矩促，技艺长存""机遇诚难得，试验有风险，决断更可贵""暴食伤身""无故困倦是疾病的前兆""简陋而可口的饮食比精美但不可口的饮食更有益""寄希望于自然"等，这些经验之谈脍炙人口，至今仍给人以启示。

在希波克拉底之后，柏拉图、亚里士多德和盖伦三位哲人传承并发扬了他的生命健康哲学，指明了获得身体与灵魂和谐的路径。

柏拉图认为，灵魂分为理性、激情和欲望三个部分，结合城邦的等级结构，强调灵魂和谐带来人和城邦的健康。亚里士多德把灵魂研究放到第一位的高度，认为灵魂与身体的关系是形式与质料的关系，并在幸福论中发展了身体与灵魂和谐的思想，把幸福看作是灵魂的一种合于完满德性的实现活动，因此获得幸福需要身体与灵魂的配合。盖伦是希波克拉底研究的集大成者。他继承了希波克拉底本体论，并基于柏拉图的灵魂三分学说，认为治疗灵魂主要在于治疗激情。[①]

二、古印度医学文明的哲学观

古代印度作为文明古国，它的医学起源很早，有据可考的可以追溯到公元前2000年的吠陀时代。约2300年前，贵霜帝国时期的著名医学家舍罗迦（Charaka）搜集、记录了大量资料，编著了被誉为"古印度医学百科全书"的经典著作《舍罗迦本集》。这部著作论述了8种主要疾病，提出营养、睡眠、节食的摄生问题，对药理学、病理学、解剖学和胚胎学也有探讨，对热病、癫痫、肿瘤等疾病的研究尤其深入，所述药物达500多种，构成了印度传统医学阿育吠陀（ayurveda）的雏形。

印度传统医学包括阿育吠陀（ayurveda）、尤纳尼（unani）、西达（siddha）、瑜伽（yoga）和自然疗法五部分，其中影响最大和最具代表性的是阿育吠陀[②]。

印度的医学体系被认为是世界上最古老的医学体系，五千多年来，阿育吠陀医学丰富了世界上几乎所有的医学体系。因此，印度阿育吠陀被誉为"医疗之母"。在古印度，医生最早是僧侣们兼职的，那时正处于神医学的时期，人们认

---

① 蔡天翼. 身体与灵魂的和谐[D].重庆大学，2019.

② 杨鸿.中医学与印度传统医学的关系[D].中医文献杂志.2013.

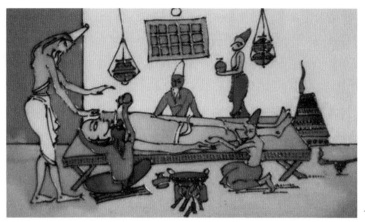

古印度医生行医图

为只有僧侣与神最接近，所以只有他们有资格为众生解除病痛。

后来，随着医学的发展，渐渐地出现了一批专门从医的人，他们的工作经验和实际操作技术都比僧侣们要强。久而久之，医生就独立出来，并且逐渐形成了一整套完整的医学理论。据传说，阿育吠陀医师可能还做过人体手术。

阿育吠陀医学不仅是一门医学体系，而且代表着一种健康的生活方式。阿育吠陀（ayurveda）由两个字组成：ayur指生命，veda为知识、科学之意，因此，阿育吠陀一词的意思为"生命的科学"。

根据阿育吠陀的观点，人类应该和自然界和谐共存，而疾病的产生是由于这种和谐被打破了。利用自然界及其产物恢复这种基本平衡是阿育吠陀医学的主要目的，这种观念不仅贯穿于治疗病痛的过程，而且还贯穿于疾病预防的过程。

哲学认识方面，根据阿育吠陀医学的哲学观点，宇宙中包括人体在内的万物都是由土、水、火、气和空五种基本元素组成的。印度医学的核心哲学思想是"百一"理论，认为土、水、火、气四种元素其中一种出现紊乱，就会产生疾病，"四大不调可致四百四病，每大可致一百一病"。

这一思想传入中国后，也对中医学的哲学思想产生了重要的影响，这在孙思邈的《千金要方》中就有所体现："地水火风，和合成人""凡四气合德，四神安和，一气不调，百一病生"。并且，阿育吠陀还认为人体的平衡需要达到"三体液"（体风液、胆汁素、黏液素）的平衡。

疗法方面，阿育吠陀医学主要强调通过排毒疗法、药物疗法、食物疗法、运动和养生法等治疗疾病，改变人们对生活与生命的态度，以改正身体不平衡的状态，进而消除引起身体系统及各组成部分失衡的因素，预防或减少将来疾病的发生，这些方法充满了养生哲学的智慧。

阿育吠陀医生在诊疗时，会以询问的方式，先了解病患的饮食习惯、对压力的感受、睡眠模式等，再从观察中得出结论，包括观察舌头、眼睛、皮肤和行为举止，听患者的声音，一旦被医生诊断出体内不平衡，那么他们会建议病人改变生活方式和饮食习惯，并使用草药或按摩。

药理方面，阿育吠陀医学和中医学的药物应用有着异曲同工之妙，不仅都强调追求身心和精神的健康，而且都广泛地应用草本植物治疗疾病。阿育吠陀医生对植物的医疗特性的认识已经十分深入，被称为现代药理学的开山鼻祖。

【案例】阿育吠陀医学中常常会使用香料来驱除疾病、促进健康。香料多产于气候炎热的地区，古印度医学经常将草本植物制作成香料，用来辟臭除味、调节身心健康。这和印度医学的哲学观也有关，印度医学认为，香料的属性可以影响人体元素，帮助人体的能量达到平衡。

例如豆蔻，取自小豆蔻（elettaria）及豆蔻属（amomum）植物，被视为"温性"的，用于平衡"风"和"黏液"两大"能量"。同样，豆蔻通常用于解决肠胃疾病，如恶心、胃痉挛、胀气等，还可用于肺和呼吸道疾病，包括鼻炎等过敏问题。它也因可以促进食欲、刺激普通组织而闻名。

又如肉桂皮，取自锡兰肉桂（cinnamomum verum）及相关树木，因对"黏

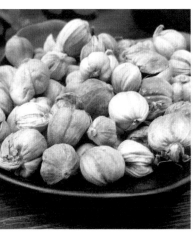

豆蔻

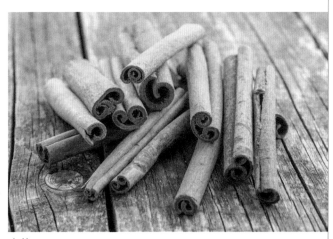

肉桂

液"这一"能量"具有强大的疗效而闻名。它有助于治疗呼吸系统疾病，如感冒、咳嗽、鼻塞、咽痛和呼吸道感染等，也有助于治疗消化系统疾病，如胃部灼热、消化不良、腹痛、腹泻等。

第二节　源远流长的中医学文明

中医学是指中国的传统医学。中医学是世界上唯一有两千多年连续历史的、独立于西方医学的古代医学体系，它植根于中华文化并在中华大地上久久传承。

中医学作为我国传统文化的瑰宝，博大精深，是中国古代人民在长期同疾病作斗争的过程中所取得的极为丰富的经验总结，也是在长期医疗实践中逐步形成并发展的具有独特理论体系的一门医学科学。日本的汉方医学、韩国的韩医学、朝鲜的高丽医学、越南的东医学等都是以古代中医理论为基础发展起来的。

在漫长的实践当中，中医形成了自己的一套养生与诊治的体系。

首先，中医强调"上工治未病"，注重通过食补、作息、调理情志等养生手

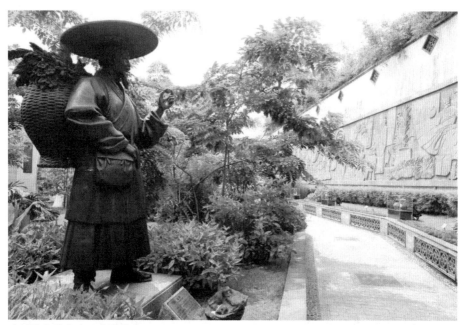

广州神农草堂中医药博物馆

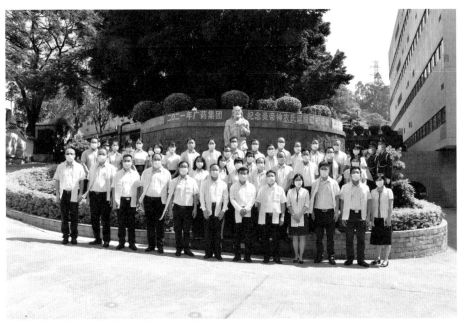

广药集团于每年农历四月廿六日在神农坛广场举行纪念神农仪式

段来增强体质，从而避免疾病的发生。在疾病尚未发作的时候，通过观察人的表征来发现潜在的健康威胁，并加以调理和预防。

其次，中医对待已出现的疾病，采用四诊合参和辨证论治的原则进行治疗。

通过"望、闻、问、切"四诊合参的方法，探求病因、病性、病位，分析病机；观察人体内五脏六腑、经络关节、气血津液的变化，判断邪正消长，进而得出病名，归纳出征型。

然后，以辨证施治的原则，制定"汗、吐、下、和、温、清、补、消"等治法，使用中药、针灸、推拿、按摩、拔罐、气功、食疗等多种治疗手段，使人体达到阴阳调和而康复。

中医理论体系相当完整、内容极其深邃。面对经络学、运气学、藏象学、阴阳五行学、精气神……人们往往感觉中医学高不可攀。但是当接触到中药和中医治疗方法时，又感觉中医学就在身边。所以，中医容易普及，却不容易领悟。

神话传说中，中华医药知识是伏羲、神农、黄帝等上古圣人传下来的，《淮南子》《通鉴外记》都提出，"圣人出"才有"医方兴"和"医道立"。

为纪念中医药始祖神农氏，广药集团白云山和黄中药斥资建设广州神农草堂中医药博物馆，此地如今已成为全国中医药文化宣传教育基地。为传承神农氏精神，广药集团每年农历四月廿六日都会举行纪念神农仪式。

一、起源与形成

历史上，中医起源于原始社会，到了春秋战国时期，中医理论已经基本形成，出现了解剖和医学分科，已经采用"四诊"，治疗法有砭石、针刺、汤药、艾灸、导引、布气、祝由等。

成书于战国到秦汉时期的《黄帝内经》是中医理论的源头，奠定了中医学的基础，标志着中医的理论体系的初步形成。

在理论上，《黄帝内经》以整体观念为主导，指出人体内在活动的规律性，以及人体与外在自然、社会环境的统一性，建立了中医学上的"阴阳五行学说""脉象学说""藏象学说""经络学说""病因学说""病机学说""养生学""运气学"等学说。

在实践上，《黄帝内经》研究人体的解剖形态、脏腑经络、生理病理，在疾病的诊断、防治等各方面，均作了较为全面系统的阐述。

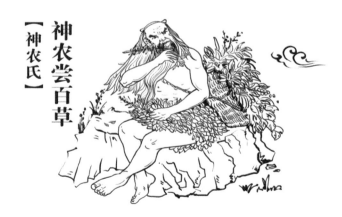

神农尝百草图

二、发展与完善

后来的中医学和养生学则在先秦思想的基础上，利用阴阳五行解释人体生理，出现了"医工"、金针、铜钥匙等。

东汉著名医学家张仲景已经对"八纲"（阴阳、表里、虚实、寒热）有所认识，并总结了治病"八法"。

神医华佗则以精通外科手术和麻醉闻名天下，还创立了健身体操"五禽戏"。

唐代被后人尊为"药王"的孙思邈，收集了5000多个药方，运用辨证用药的方法为病人进行治疗，积累了丰富的经验，为后人留下了宝贵的药学理论。

唐朝以后，中国医学理论和著作大量外传到高丽、日本以及中亚、西亚等地不少国家。两宋时期，宋政府设立翰林医学院，医学分科接近完备，并且统一了中国针灸的标准，出版了《图经》，以免传抄生误引起穴位紊乱。

李时珍的《本草纲目》在明朝后期成书，标志着我国中药药理学的完善。

三、曲折与前行

自清朝末年至民国时期，中国受西方列强侵略，国运衰弱。由于西洋医学的输入和旧政府对中医的歧视和排挤，中医的发展受到了严重阻碍而停滞不前。新中国成立后，阻碍才得以消除。20世纪50年代开始，我国在全国建立中医院，创办中医高等学校，提倡中西医结合发展中医学。

20世纪60—70年代，中医作为"古为今用"的医学体系，得到国家政策上的支持而得以发展。

20世纪80年代，我国进一步提出中医现代化，用现代科学包括现代医学的理论和方法，多学科、多途径研究和发展中医。

20世纪90年代，现代医学（西医）大量涌入中国，严重冲击了中医发展。中国许多人士主张医学现代化，中医学受到巨大的挑战。人们开始使用西方医学体系的思维模式加以检视，中医学陷入存与废的争论之中。

四、振兴与发展

进入21世纪，中医药发展加快，尤其在2003年"非典"时期，中医经方的有效利用，证实了中医药的有效性和重要性，中医学进一步引起了国内外医学专家的关注。

2020年的新冠肺炎疫情期间，在湖北省的新冠肺炎治疗中，中医药使用率达到91.91%，其疗效得到了很好的验证。全球扩散的疫情，使人类的医疗健康体系面临着严峻的挑战，而中医学在疫情防控战中起到了举世瞩目的作用，这助推了中医国际化的步伐，中医药发展也将拥有更广阔的空间和更丰富的机遇。

第三节　中医养生思想中的哲学观

在世界古代医学文明中，是什么支撑着中医学成为唯一流传至今、长盛不衰的一支呢？中医学在养生和保健方面有哪些独到的思想呢？在漫长的发展过程中，中医学形成了怎样的体系、积淀了怎样的智慧？这些智慧对于今时今日的我们而言，又具有怎样的指导意义？

我国在几千年的中医药实践中，衍生出了丰富的养生思想。养生就是保养生命、促进健康。中国的养生理论以预防疾病、保健延寿为宗旨，深刻认识人体生命活动与自然、社会的关系。养生的终极追求，就是"治未病"，防患于未然，通过调理体质、促进平衡，来提高健康水平，预防疾病的发生。

支撑养生思想不断发展的哲学基础，是以天人合一、阴阳学说、五行学说、经络学说等为代表的理论。

这些哲学理论是古圣先贤研究各种学问的基本方法和基础理论，反映了古人深广的思想境界，在中国古代哲学中占有很重要的地位，也是值得后人恒久典藏、深入学习探究和充分利用的科学工具。它们经历千年时间的锤炼，推动了中医学整体观念的形成及其特有的理论体系的构建，成为中医学理论体系的哲学基础和重要组成部分。掌握中医学养生健康的基本观念，可以让我们更好地理解中医学的具体实践，从而更好地调摄自己的身心健康。

中医养生理论博大精深，难以一言蔽之。本章将重点介绍天人合一、阴阳学说和五行生克这三大重要哲学理论在养生中的应用。

一、天人合一

什么是天人合一？

天人合一是中国哲学的一个根本观念，认为物我本属一体，天人本来合一。

老子在《道德经》中说："人法地，地法天，天法道，道法自然。"意思是："道"是不以人的意志为转移的客观存在，因此，人的一切行为都应该顺应自然规律。庄子则认为"天地与我并生，而万物与我为一"，人与天本来合一，只是人的主观区分才破坏了统一。

如果"天"代表自然、社会、自身的话，天人合一应该有三层含义，即人与自然和谐统一、人与社会和谐统一、人与自身的和谐统一。

天人合一观念通过数千年各种实践活动和理论经验的总结，对养生思想有着深远的影响，具体体现为三个方面：自然无为、清心寡欲、顺时调行。

（一）自然无为

自然无为观念认为，健康就是顺应自然、和谐统一。

现代哲学家张岱年在解释天人合一时，认为"道"的最根本的规律就是自然、无为。"自然"就是自己如此、自然而然，即事物本身规律的体现。"无为"就是顺其自然而不加人为。

在健康上提倡自然无为的状态，并不代表着可以不重视自己的健康管理，而是要顺应和谐统一的规律，按照顺应自然的法则去养生。老子说："不知常，妄作凶。"也就是说"无为"并非无所作为，它是相对"有为"而言的，是不妄为。

《黄帝内经》提出："法于阴阳，和于术数，起居有常，不妄作劳，故形与神俱，而尽终其天年，度百岁乃去。" 此处即体现了《黄帝内经》中养生保健的五大法则：一是顺应四时；二是适当应用针刺、艾灸、药物、气功、按摩、拔罐等方法增进健康，少生疾病，延年益寿；三是饮食节制定量；四是作息有常，起居时间应遵循自然界的客观规律；五是主张劳动与锻炼，应当劳逸结合，反对过度劳累。

现代人的生活中，存在很多违反自然规律、"妄为"的不健康现象。例如在现代人中非常普遍的熬夜现象，"月亮不睡我不睡"的情况比比皆是，要么晚睡少睡，要么过度长睡。这就是一种与自然规律相违背的生活习惯，不但过度劳累，还容易导致人体的紊乱。

又如，现在有的人听说维生素对身体有益，就在膳食摄入已经达标的情况下，盲目地多吃各种维生素保健品，不考虑自己的身体是否真的需要，从而导致摄入不当甚至过度，一旦停下来不吃，身体就会出现各种不适的症状，这也是一种"妄为"的表现。

自然无为的养生思想，就是号召人们通过实践活动认识自然，生活中一切顺乎自然，才是"长生久视之道"，才能达到祛病强身，益寿延年的目的。

（二）清心寡欲

清心寡欲观念认为，健康就是调节情志、平和情绪。

老子提倡"致虚极，守静笃""见素抱朴，少私寡欲"，就是强调节欲静心，达到内心平和、不被欲望和外物扰乱的境界。庄子提出"不为物役""不与物迁""万物无足以挠心者，故静也"，这些都是强调要摆脱欲望而回归清静。

《太上老君说常清静经》提出："人心好静，而欲牵之。常能遣其欲而心自静，澄其心而心神自清。"就是说，人的心本来是喜欢静的，但是被各种欲望所牵制着。如果人能摆脱这些欲望，心自然就静下来了，心静后，神自然也静下来了。

文学作品中存在很多因为情绪失调而引发疾病的例子，比如范进中举悲喜交加而突发狂疾、周瑜中计急怒攻心吐血而亡等，这是有科学依据的。

《黄帝内经》认为人的情绪一旦过度，会对五脏六腑产生不良影响，"怒伤肝、喜伤心、忧伤肺、思伤脾、恐伤肾"。现代医学发现，人类65%—90%的疾病，如癌症、动脉硬化、高血压、消化性溃疡、月经不调等，都与心理因素有关。因此，这类病被称为心身性疾病。

道家强调清心寡欲的健康哲学，其实是在强调情绪管理的重要性，启示人要学会调节情志。而达到情绪平和稳定，可以通过期待值管理、合理控制自己的欲望来实现。欲望过度是引发许多情绪失调的重要原因，一旦欲望长期得不到满足，就会产生焦虑、压抑、愤怒或悲伤等负面情绪。而如果欲望突然得到极大的满足，人也会陷入到狂喜和过度激动之中，同样不利于身体健康。

总之，真正的养生决不可放纵物欲，只有"清静""寡欲"才算为养生奠定了基础。

（三）顺时调行

天地有五运六气的节律性的周期变化，人有五脏六腑的节律性的周期变化。

《黄帝内经》说："春生、夏长、秋收、冬藏，是气之常也，人亦应之。"意为要根据一年四季的变化来养生。比如四季如何饮茶的学问：春季养生宜养"生发、发生之气"，疏肝补血，饮茶宜喝花茶；夏季养生宜养"长养、生长之气"，清心补津，饮茶宜喝绿茶；秋季养生宜养"收敛之气"，润肺补气，饮茶宜喝乌龙茶；冬季养生宜养"闭藏之气"，补肾温阳，饮茶宜喝红茶、黑茶。

《黄帝内经》还明确指出："夫四时阴阳者，万物之根本也。所以圣人春夏养阳、秋冬养阴……逆之则灾害生，从之则苛疾不起，是谓得道。"不顺应四季的变化规律就可能导致疾病发生，可见顺应四时养生的重要性。

【案例】许多人在夏天有吃冰棍、喝冷饮的习惯，其实这违背了中医提倡的"春夏养阳，秋冬养阴"原则。"养"就是提供良好的环境、帮助其生长的意思。夏天是阳气生长的季节，万物都在吸收和储蓄自然界中的阳气。在夏天吃冰棍、喝冷饮是有伤阳气的。

《红楼梦》中，宝玉要喝冷酒，学过中医的宝钗对他说："宝兄弟，亏你每日杂学旁收的，难道就不知道酒性最热，若热吃下去，发散的就快，若冷吃下去，便凝结在内，以五脏去暖他，岂不受害？从此还不快不要吃那冷的了。"这个小故事就体现了"春夏养阳"的思想。

现代医学也证实了夏天饮用冷饮的危害之处。

一是伤脾胃。夏天喝冰水会使胃遇冷急剧收缩，肠胃蠕动减缓，造成胃胀、消化不良。胃部收缩还可能导致胃黏膜血管收缩、胃肠平滑肌痉挛，出现腹痛、腹泻等症状。

二是引起中暑。在人大量出汗后，喝冰水会使体温迅速降低，导致汗毛孔宣泄不畅、肌体散热困难、余热蓄积，更容易引起中暑。

三是导致女性的宫寒。夏天女性朋友贪凉喝冰水，容易使子宫受寒，长期可能导致宫寒症状的发生，严重者可能导致不孕。

四是引发心脑血管病。喝太多的冰水会对脑血管产生刺激，会让心脑血管出现收缩痉挛的情况，容易引发冠心病、心肌梗塞、脑梗塞等心血管疾病。

可见，"顺时"要求人的五脏六腑、阴阳气血的运行必须与四时相适应，是有科学性和预见性的。"调行"即不可悖道而行，应该因时制宜地调节自己的生活行为。

二、阴阳学说

阴阳学说可以用来解释自然界和人类社会所存在的各种现象，认为宇宙间一切事物都存在着阴阳的属性，而且其发生、发展和变化都是阴阳二气对立统一的结果。

首先，阴阳是具有普遍性的存在。凡是静止的、内守的、下降的、寒冷的、有形的、晦暗的、抑制的都属于阴；凡是运动的、外向的、上升的、温热的、无形的、明亮的、兴奋的都属于阳。例如天为阳，地为阴；日为阳，月为阴；等等。可见阴阳的属性并不局限于某一个特定的事物，而是普遍存在于自然界各种事物之中，代表着相互对立又联系的两个方面。

同时阴阳又是相对的、可变的。即事物在一个统一体中属阳，在另一个统一体中属阴，反之亦然。比如，日月相比，日为阳，月为阴，那上午的太阳与下午的太阳相比呢？前者为阳，后者为阴。

《周易·系辞》说"一阴一阳之谓道"，即认为阴阳是天地万物运动和发展变化的根源及规律，事物在阴阳的运动和转化中不断发展。

总之，阴与阳是两种属性，是万物本源，是对立统一，是事物发展的动力所在。它高度概括了万事万物自身以及同其他事物之间都存在着矛盾，并通过阴阳互相依存、互相制约、互为消长的特征，揭示了事物变化发展的趋向。

在人体中，生命内部的主要矛盾就是生命发展的动力，贯穿于生命过程的始终，而中医完全可以用阴阳来表述这种矛盾。就人体部位来说，人体的上半身为阳，下半身属阴；体表属阳，体内属阴；体表的背部属阳，腹部属阴；四肢外侧为阳，内侧为阴；气为阳，血为阴。总之，人体上下、内外、表里、前后各组织结构之间以及每一组织结构自身各部分之间的复杂关系，无不包含着阴阳的对立统一。

生命物质结构为阴（精），生命机能为阳（气）。其运动转化过程则是阳化气，阴成形。生命就是生命形体的气化运动。气化运动的本质就是阴精与阳气、化气与成形的矛盾运动，即阴阳的对立统一。如果阴阳能够平衡，那么人的气血就会充足，精力就会充沛，五脏就会安康。

阴阳在对立斗争中达成了统一，维持着动态平衡状态，即所谓"阴平阳秘"，机体才能进行正常的生命活动。如果阴阳的对立斗争激化，动态平衡被打破，出现阴阳胜负、阴阳失调，就会导致疾病的产生。

《黄帝内经》载："阴阳者，天地之道也。万物之纲纪，变化之父母，生杀之本始，神明之府也。生之本，本于阴阳。"意思是，阴阳是天地循环的道理、万物生死的规律，是产生各种变化的根本，生命之根本在于阴阳的变化。

《黄帝内经》还提到"阴静阳躁，阳生阴长，阳杀阴藏。阳化气，阴成形。寒极生热，热极生寒"。这说明，当具备了一定的内外条件，阴阳是可以相互转

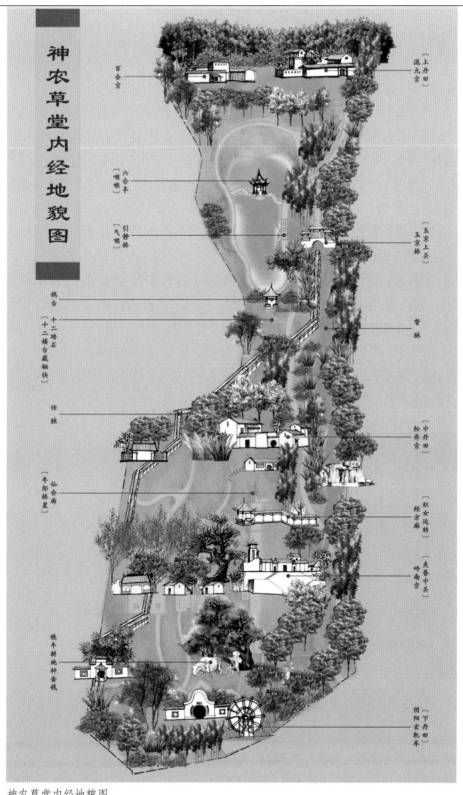

神农草堂内经地貌图

化的，而阴阳的消长是其转化的前提，阴阳的转化是其消长发展的结果。

《黄帝内经·素问·阴阳应象大论》中说"阴胜则阳病，阳胜则阴病"，说明了如果阴阳的制约、消长失调，人就会生病，阴阳是对立统一而又相互转化相互制约的两个方面。

【案例】凉茶发源于岭南，是体现平衡智慧的代表，煲一壶清热去火的凉茶，这是属于岭南的独特传统。南海吹来的湿热水汽，使得生活在此地的人们容易阳气过旺，聚火生病。人们巧妙地将清凉去火的药材运用于膳食之中，以取得身体的阴阳平衡，预防疾病。

清代道光年间，岭南暴发热症，王老吉的创始人王泽邦不忍众生受苦，到处寻医问药，最终他以岭南生长的植物为原料，运用"君臣佐使"的中药配伍方法调制凉茶，通过调和人体内的阴阳平衡，缓解百姓之苦。相传1839年林则徐赴广东销烟，由于水土不服感染热症，服用王老吉凉茶后快速痊愈，虎门销烟一举成功。为表感谢，林则徐制作了刻有"王老吉"三个大字的铜葫芦赠予王氏。至此，王老吉不断熬制凉茶传承至今。

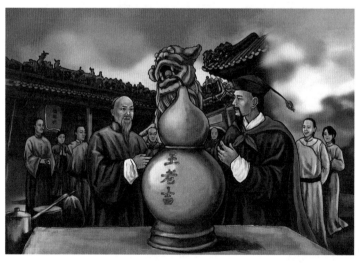

林则徐赠金字铜壶

归纳起来，阴阳理论在养生思想中的体现，主要在于以下几个方面：

（一）阴阳平衡，方得健康

阴阳学说认为，人体的健康表现在阴阳的平衡，也可以理解为人体体质大环境的平衡。体质是基础，是土壤。体质达到阴阳平衡了，身体自然就健康。

《黄帝内经·素问·生气通天论》说："凡阴阳之要，阳密乃固。两者不和，若春无秋，若冬无夏……故阳强不能密，阴气乃绝；阴平阳秘，精神乃治；阴阳离决，精气乃绝。"阴阳平衡的秘诀在于阳气充足，阴阳调和。若阳气盛则阴气相对偏衰，只有阴阳协调才能精神康健；阴阳二气不相协调，背道而驰，则有病难治，精气乃绝。

《黄帝内经·素问·调经论》说："阴阳匀平，以充其形，九候若一，命曰平人。"可见阴阳调和之人才能为"平人"，即健康之人。

阴阳平衡的表现有四大特点：气血充足、精力充沛、五脏安康、容颜发光。

阴阳的平衡是维持生命健康的基础，因此，调整阴阳，顺乎人体阴阳消长之机，维护了阴阳的平衡，生命就会健康长寿。

（二）守柔为重，生命第一

阴阳学说还认为，生命健康应该达到一种柔和平缓的状态，以孕养生机、保身养健。从阴阳的角度理解，就是要避免阴阳双方的激烈对立，控制过于突出的某一种属性，追求一种柔和平缓的生命状态。

《周易·系辞》说："君子知微知彰，知柔知刚，万夫之望。"可见《易传》既重视刚，又强调柔，要求刚柔相应。

《道德经》有言，"天下之至柔，驰骋天下之坚""天下莫柔弱于水，而攻坚强者莫之能胜，以其无以易之。弱之胜强，柔之胜刚，天下莫不知，莫能行"。

道家的"守柔"观映射到健康问题上，就表现为提倡柔和而富有韧性的生命状态。老庄认为，个性强硬者往往会因锋芒太露、棱角过明易遭挫折，恰恰是那些外柔内刚、底蕴深厚、富有韧性者更具耐受力，生机更强盛长久。故柔弱能使生命长久，坚强则促使生命过早走向死亡。

《老子想尔注》指出："归志于道，唯愿长生。"可见观身、修身是老子生命修养论的重要内容，存身、保身是老子生命存在论所要解决的重要问题，贵身、爱身是老子生命价值论的基本取向。

在这个意义上，老子是以柔为重、注重生命健康的。同时，道家倡导的导引术"导气令和，引体令柔"，对防病健身就很有价值。

而"守柔"的观念，也成了中医健康养生的一大特色。

以体育锻炼为例，中西医都强调要积极地进行锻炼，肯定体育锻炼对身体健康的价值。但是，西方的体育观念更强调力量与肌体的训练和加强，而中国的传统养生运动，则更强调促进人体的内外循环和整体协调，改善气血的运行，从而增强体质，达到保健效果。

过度激烈和重负荷的运动，对普通人的健康会起到反作用。就连那些常年受到专业训练的运动员，也往往会因为过大的运动强度而落下关节、肌肉、骨骼甚至心脏等方面的伤病和隐患。

因此，中国的"太极拳""五禽戏"等养生运动，都具有和缓而不激烈的"守柔为重"的典型特征。

（三）形神兼养，养神为先

所谓"形"主要指有形可见的躯体；所谓"神"，与"形"相对，主要指无形的生命能力，表现为精神意识、思维活动、感觉、运动及各种基本生理功能等。从阴阳学说的角度来看，神与形构成了一组阴阳对立，二者相互影响，必须重视调理形与神的关系，使得二者达到平衡与协调的状态。

《黄帝内经》指出"形体不敝，精神不散"，强调形体和精神的共同健康。中医学的生命观就是形神合一，也叫形神统一。

《黄帝内经·素问·疏五过论》说："精神内伤，身必败亡。"这阐述了精神情志的不健康，将会导致身体机能的受损和下降。

三国魏朝著名养生家嵇康言："形恃神以立，神须形以存。"明代张景岳在《类经》中也认为"无形则神无以生，无神则形不可活"，这些说法都是指出了形和神之间是相互影响、相互依存的关系。

中医认为，形盛则神旺，形衰则神衰，形谢则神灭。因此养形与养神，二者必须兼顾。这一点充分体现了中国健康哲学的超前与智慧，其很早就充分认识到了人的精神、情绪、感觉等形而上因素对健康的重要性。

《黄帝内经·素问·上古天真论》指出"精神内守，病安从来"，认为精神蕴养好了，疾病就无从发生。《艺文类聚·养生》说到"太上养神，其次养形""失神者死，得神者生也"。这都充分说明了"神"在人的生命活动中起内在主宰作用，提出了以养神为主的养生观。

古代养生家是在主张"形神兼顾"的基础上，又主张"养神为先"。可见，"形神兼顾，养神为先"是中国古代养生的重要原则。

在形神兼养方面，中医养生学主张动以养形、静以养神。通过劳动、舞蹈、散步、导引、按摩等方法，运动形体，调和气血，疏通经络，健身延年。通过清静养神、四气调神、积精养神、修性怡神、气功练神等，以保持精神的清静。只有形神共养，动静有度，刚柔相济，达到调神和强身的统一，才符合生命活动的客观规律，有益于健康和长寿。

养神应该随四时变化而不断地调节，如春天阳气生发，应做到心胸开阔，乐观愉快；夏天阳气充盛，应该做到精神饱满，以静为宜；秋天阴气渐生，应该做到不急不躁；冬天阴气盛，应该做到情绪内藏。乐观是保持稳定精神状态的重要方法。加强修养，如琴棋书画、养花钓鱼、旅游观光、体育锻炼等，是保持乐观、怡情畅神的常用方法。

（四）积微成损，中和养性

阴阳学说还认为，任何事物在发展过程中都存在着"物极必反"的规律，但变化并不是没有预兆的瞬时变化，而是存在一个有节制的度，在这个度内的事物属性是相对稳定和平衡的，一旦累积的变化超过了这个度，事物就会由量变发生质变。诚如《老子》中所说，"祸兮福之所依，福兮祸之所伏""物或损之而益，或益之而损"，任何事物的某些性质发展到极端，就会向其对立的方面转化。

儒家学说"过犹不及""以适为度"的中庸之道，在人类养生方面具有重要的指导价值。"适"即适度，合适，适合，恰到好处。孔子说"居处不理，饮食不节，劳过者，病共杀之"，指日常起居、饮食、劳作调摄失当就会导致生病。这与前文提及的《黄帝内经》中的养生法则相契合。

唐代著名医学家孙思邈于《千金要方·道林养性》中提出："养性之道，莫久行、久立、久坐、久卧、久视、久听。久视伤血，久卧伤气，久立伤骨，久坐伤肉，久行伤筋也。仍莫强食，莫强酒，莫强举重，莫忧思，莫大怒，莫悲愁，莫大惧，莫跳踉，莫多言，莫大笑，勿急躁怀忿恨。"意思是养生的原则在于：不要过久地行、坐、卧，过久地视与听，不要过多地吃与喝，不要喝得酩酊大醉，不要太过忧愁与哀伤，也不要过分地悲哀与思念，这就是所谓的能够中和。能做到中和的人，必定长寿。养生学包含的内容非常丰富，对于平常人来说，日常的生活保健是非常重要的，比如饮食、起居、情绪、环境等各方面都应该注意调适。

因此，古人养生强调一切行为都要防止过"度"。人非草木，总会有各种情绪的波动，也需要运动、吃喝、起居，生命的正常活动处于适度状态，就是有益于身体的。要注意防止积微成损，进而才能保持身体健康，实现人生价值。

三、五行生克

如果阴阳学说是古代的对立统一观，五行则是原始的系统论观点。

五行学说认为：宇宙间的一切事物，都是由木、火、土、金、水五种物质元素所组成，自然界各种事物和现象的发展变化，都是这五种物质不断运动和相互作用的结果。

五行学说认为，任何事物都不是孤立、静止的，天地万物的运动秩序都要受五行生克制化法则的统一支配。

五行的五种内涵：

木（代表曲直），具有生发、条达、舒展的特性，属东方。

火（代表炎上），具有温热、明亮、上升的特性，属南方。

土（代表稼穑），具有生化、承载、受纳的特性，属中央。

金（代表从革），具有肃杀、收敛、沉降的特性，属西方。

水（代表润下），具有滋润、下行、闭藏的特性，属北方。

古人根据对五行的认识，创造了"五行生克"定律，即五行相生相克理论。

相生，是指两类属性不同的事物之间存在相互帮助，相互促进的关系；五行相生的次序是：木生火，火生土，土生金，金生水，水生木。

相克，则与相生相反，是指两类不同五行属性事物之间关系是相互克制的；五行相克的次序是：木克土，土克水，水克火，火克金、金克木。

（一）五行与五脏

自古以来，中国先贤就把五行理论巧妙地运用于医学领域，以五行辩证的生克关系来认识、解释人的生理现象。力争适应自然规律以养生，努力掌握人体运行机制以防病、治病，取得了无比丰富的经验和成果。

中医学以五行的特性来分析研究机体的脏腑、经络、生理功能的五行属性和相互关系，以及阐释它们在病理情况下的相互影响。

五行配五脏：肝气升发而归属于木，心阳温煦而归属于火，脾主运化而归属于土，肺清肃降而归属于金，肾主封藏而归属于水。

因此人体的五脏在五行中的所属情况为：肝属木，心属火，脾属土，肺属金，肾属水。

1.五脏之间的相生

肝生心，就是木生火，肝藏血以济心；

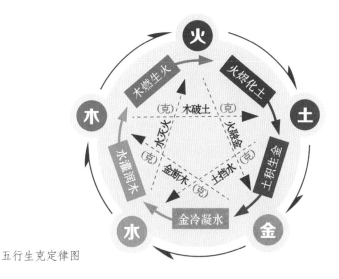

五行生克定律图

心生脾，就是火生土，心阳肾阳以温煦脾阳；

脾生肺，就是土生金，脾运化水谷之精气上归于肺，滋补肺气；

肺生肾，就是金生水，肺气主肃则津气下行以滋肾水；

肾生肝，就是水生木，肾精生肝血，肾阴滋养肝阴。

2.五脏之间的相克

金克木，肺气（金）的清肃，可抑制肝（木）阳的上亢；

木克土，肝气（木）的条达，可以疏泄脾（土）的壅滞；

土克水，脾气（土）的运化，可以防止肾（水）水的泛滥；

水克火，肾阴（水）上济，可以制约心（火）火亢烈；

火克金，心阳（火）的温热，可以制约肺（金）的清肃太过。

另外，五脏和四季之间也存在对应关系。

木对应春季，适合养肝；火对应夏季，适合养心；土对应长夏，适合养脾；金对应秋季，适合养肺；水对应冬季，适合养肾。

春季，由肝木把人的整体状态调整为阳气生发。

夏季，由心火把人的整体状态调整为阳气长盛。

在长夏，由脾土把人的整体状态调整为阳气化育。

秋季，由肺金把人的整体状态调整为阳气收敛。

冬季，由肾水把人的整体状态调整为阳气封藏。

在不同的季节，对应的脏器负担加重，而所相生的脏器又得到补益。比如春季易流行肝病，因为春季木生火，肝的负担重。同时由于木生火（心），所以心情容易舒畅。冬季易流行肺病，因为冬季金生水，肺的负担重。

（二）五味与五脏

五味即酸、苦、甘、辛、咸。五味的本义是指药物和食物的真实滋味。

春秋战国时期，五味是在饮食调养的理论中出现的，如四时五味的宜忌，过食五味所产生的不良后果等。五味的药性理论最早出现在《黄帝内经》《神农本草经》中。《黄帝内经》对五味的作用和应用及阴阳五行属性都做了比较系统的论述。

由于药食"入口则知味，入腹则知性"，因此古人将药食的滋味与作用联系起来，并用滋味来解释药食的作用。《神农本草经》不仅明确指出"药有酸、咸、甘、苦、辛五味"，还以五味配合四气，共同标明每种药物的药性特征，从而为五味理论的发展奠定了基础。经后世历代医家的补充，中药的五味理论逐步完善。

在《黄帝内经》中五味有两种代指。一是指五味自身的特性，即辛味能散能行，酸味能收能涩，甘味能补能缓，苦味能泻能燥，咸味能软能坚。二是指五味与五脏的关系：酸味入肝、苦味入心、甘味入脾、辛味入肺、咸味入肾，五味对五脏起着重要的滋养和协调作用。

中医将五味的功能应用于五脏，掌握脏、味之间的相互关系，对于正确使用药疗及食养都具有重要意义。

中医理论认为，人体处于一个动态的平衡中，各脏腑相互制约、相互作用，对立统一，以平为期。若饮食五味偏嗜，则五味作用于人体太过或不及，就会造成脏腑功能偏盛偏衰，使脏腑之间这种相互制约的、对立统一的平衡受到破坏，导致疾病的发生。

《黄帝内经·素问·生气通天论》云："味过于酸，肝气以津，脾气乃绝；味过于咸，大骨气劳，短肌，心气抑；味过于甘，心气喘满，色黑，肾气不衡；味过于苦，脾气不濡，胃气乃厚；味过于辛，筋脉泪弛，精神乃央。"

五味应用于中医的治疗疾病当中，有药疗和食疗的不同；并且，五味还可以用来辩证认识疾病的信号。

药疗五味的偏性比较大，例如醋、黄连、糖、辣椒、咸盐等；食疗五味的偏性较小或者很小，例如五谷、五蔬、五果、五肉等。《黄帝内经》曰："五谷为养，五果为助，五畜为益，五菜为充。"由于偏性小，食物的五味特性不明显，长期服用有养助益充之功用。

　　当今人们非常注重养生，而食疗又是与养生关系最为密切的。虽然其偏性小，不会快速治愈疾病，但由于每天食用，积少成多，小偏不纠正就会成大偏，诚如古人云"勿以善小而不为，勿以恶小而为之"。

　　【案例】在临床中经常会有人问，肝属春木，其味为酸，那么患肝病的患者能否大量吃酸呢？答案可能多种多样，有人说酸养肝，也有说过酸伤肝，到底酸对肝病有没有好处，如何才能正确地食用酸性食物呢？

　　"气为阳，味为阴"，气为阳主生长，味为阴主收藏；气养神，味养精。因此五味的功能主要是作用于阴精，其功能分别为"辛散，酸收，甘缓，苦坚，咸软"。

　　辛散精化气以升阳，酸收敛阴精以生津，甘缓急以祛寒瘀，苦坚精以降气安神，咸软坚以备化精为气。

　　五味作用于阴精，辛甘发散为阳，主发散阴精，化精为气（血）以养神。酸苦涌泄为阴，主敛阴坚精，生津降气安神。

　　五味也有太过不及，正常五味应该相互平衡相互制约，太过不及都会影响到其它。以酸为例，酸主收敛阴精，对于阴虚火旺，肝精过于耗损者为宜；而对于厥阴肝经被寒所瘀滞，酸味就不适合，而应选择以散精化气升阳为主要功能的辛味。其它五味的利害关系同理。

　　除了认识食物对人体的滋养作用外，依据五味来辨别疾病的脏腑定位方法，也被医家广泛地运用。

　　《黄帝内经·素问·奇病论》云："有病口甘者……此五气之溢也，名曰脾瘅……此肥美之所发也。"临床上认为口甜为脾热证之一，由于多食肥甘厚味之品，碍脾不运，水谷精微，留滞于脾而不得转输，脾热之气上泛则口甜。中医学将其称之为"脾瘅证"，类似于西医中2型糖尿病的前驱表现——糖耐量异常。

　　同理，胆为少阳相火，其气主升，胆热气上逆，胆汁上溢则口苦；咳吐咸痰多为肾虚水泛等等，这些都是五味说对认识人体状况的贡献。

　　《黄帝内经·素问·脏气法时论篇》提到："肝色青，宜食甘，粳米牛肉枣

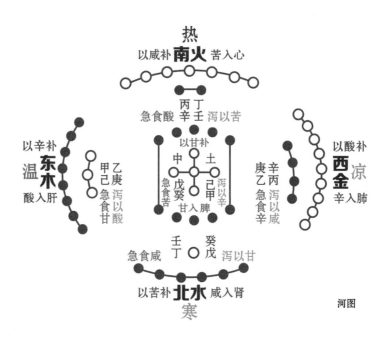

五味补泻图诀，此图乃道家秘传，陶弘景据此画出汤液经法五角图

葵皆甘。心色赤，宜食酸，小豆犬肉李韭皆酸。肺色白，宜食苦，麦羊肉杏薤皆苦。脾色黄，宜食咸，大豆豕肉栗藿皆咸。肾色黑，宜食辛，黄黍鸡肉桃葱皆辛。"可见，中医认为，五味对五脏具有不可忽视的调节作用。

1.酸生肝

酸味食物有增强消化功能和保护肝脏的作用。常吃不仅可以帮助消化，杀灭胃肠道内的病菌，还有防感冒、降血压、软化血管之功效。以酸味为主的酸梅、石榴、西红柿、山楂、橙子等，均含有维生素C，可防癌、抗衰老、防治动脉硬化。

2.苦生心

古有"良药苦口"之说，中医认为苦味食物能泄、能燥、能坚阴，具有除湿、清心火和利尿的作用。像苦杏仁、苦瓜、百合、莲子心等，常吃能防止毒素的积累，防治各种疮症。但苦寒易伤胃，脾胃虚寒之人不宜多食及久服。

3.甘入脾

性甘的食物可以补养气血、补充热量、解除疲劳、调胃解毒，还具有缓解痉挛等作用。如红糖、桂圆肉、米面等，都是补甘食物的不错选择。但脾胃运化功能较弱，平时容易胃胀、腹胀之人不宜多食及久服。

4.辛入肺

中医认为辛味食物有发汗、理气之功效。人们常吃的姜、辣椒、胡椒，均是以辛味为主的食物，这些食物既能保护血管，又可调理气血、疏通经络，经常食用，可预防风寒感冒，但体质偏阳、偏阴虚，容易上火、五心烦热，患有痔疮便秘、肾经衰弱者不可多食及久服。

5.咸入肾

咸为五味之冠，百吃不厌。中医认为咸味食物有调节人体细胞和血液渗透、保持正常代谢的功效。咸味有泄下、软坚、散结和补益阴血等作用。如盐、海带、紫菜等属于优质的咸味食品。但患有甲亢及肾病者不宜多食及久服。

【案例】中医讲究食疗，但并不过分渲染食疗的作用，而是将其作为一种调理健康的养生手段。但是目前民间存在许多滥用和误解中医的怪现象，将食疗和医疗治病混为一谈，误导了许多人，也让很多人对中医产生了疑虑。

例如某专家说吃乌梅等酸味食物治好过什么病人，所有有类似症状的人都吃酸味食物，不用中医的理论去思考、判断病人的个体特点，人云亦云，这对身体无益反倒有害。现今如果有专家又说吃辛辣味道的生姜好，大家又开始吃生姜，乌梅等酸味食物再也没人吃了。这种忽左忽右的饮食疗法对身体健康多是有害的。

实际上，任何事物都有其循环之规律，没有绝对好与不好，不能因为不喜欢夏天，夏天就不来了，自然规律是不以人的意志为转移的。饮食五味也是如此，五味都有其利害关系，不能偏废，应当在综合平衡之下，对症选择食用。

（三）五色与五脏

五色、五行与五脏的对应关系：白色入肺，对应的是金；绿色入肝，对应的是木；黑色入肾，对应的是水；红色入心，对应的是火；黄色入脾，对应的是土。

以五色配五脏：青主肝病，赤主心病，黄主脾病，白主肺病，黑主肾病。青、赤、黄、白、黑五种病色分别隐藏着不同的病证。

中医往往以五色辨别疾病性质：青主风、主惊、主寒、主痛；赤主热；黄主湿、主虚；白主血虚、主寒；黑主痛、主血瘀、主劳伤。

1.青色

青色内应于肝，主寒证、疼痛、气滞、血瘀、惊风。有肝胆疾病的人，面上常出现青色。多由寒凝气滞，或瘀血内阻，使面部气血运行不畅，经脉瘀阻所致。小儿眉间、鼻柱、唇周发青者，多属惊风或惊风先兆。

2.赤色

赤色内应于心，主热证。病人面见赤色，多因有热而面部脉络扩张，气血充盈所致，但亦可见于虚阳上越的病人，为病情危重的征象。满面通红者，属实热证。午后两颧潮红者，属阴虚证。是因阴虚阳亢，虚火炎上所致。可见于肺痨病等。

3.黄色

黄色内应于脾，主脾虚、湿证。病人面色发黄，多由脾失健运，气血不充；面目肌肤一身俱黄者，称为黄疸，是体内胆液不循常道，外溢肌肤所致。小儿面黄肿或青黄，腹大有青筋，多见于小儿疳积。面色苍黄，夹红血丝，腹部膨大青筋暴露，多见于肝癌或肝硬化腹水患者。

4.白色

白色内应于肺，主虚证、寒证、脱血、夺气。凡阳气虚衰、气血运行无力，不能上荣于面；或失血耗气，血脉不充。

5.黑色

黑色内应于肾，主肾虚、寒证、水饮、血瘀。肾为水脏，黑为阴寒水盛之色，肾阳虚衰，水饮不化，阴寒内盛，血失温养，经脉拘急，气血不畅，均可见病人面色发黑。

（四）五色、五行养五脏

五色除了可以运用在辨别疾病上，还可以用来指导食物的摄入，只要每餐都摄入五色食品，便可做到五行相生，调和五脏，从而滋补身体。

1.黄色食物养脾

五行中黄色为土，因此，摄入黄色食物后，其营养物质主要集中在脾胃区域。如南瓜、玉米，柑橘等，常食可对脾胃大有裨益。黄色食物中维生素A、维生素D的含量均比较丰富。维生素A能保护肠道、呼吸道黏膜，减少胃炎等疾患发生；维生素D有促进钙、磷元素吸收的作用，能壮骨强筋。

小米是最能滋养脾胃的常见食材之一，《黄帝内经》的"半夏秫米汤"中的

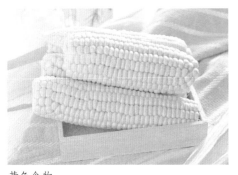
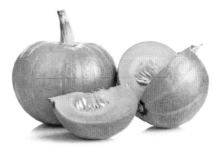

黄色食物

"秫米"指的就是小米，它还有安神助眠的功效。平时饮食不规律，暴饮暴食的人群，可以早上喝一段时间的小米粥养养脾胃。

2.红色食物养心

红色食物包括胡萝卜、番茄、圣女果、水蜜桃、红薯等。按照中医五行学说，红色为火，故红色食物进入人体后可入心、入血，具有益气补血和促进血液、淋巴液生成的作用。而且红色食物具有极强的抗氧化性，它们富含番茄红素、丹宁酸等，可以保护细胞，具有抗炎作用，还能为人体提供蛋白质、无机盐、维生素以及微量元素，增强心脏和气血功能。

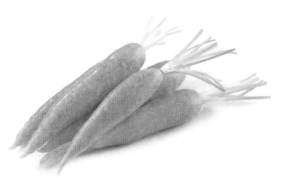
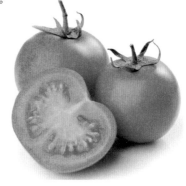

红色食物

3.黑色食物养肾

黑色食物是指颜色呈黑色或紫色、深褐色的各种天然食物。五行中黑色主水，入肾，因此，常食黑色食物可补肾。

黑芝麻、黑豆、黑木耳、紫菜等，水果中的桑葚、黑葡萄、黑枸杞等的营养保健和药用价值都很高，它们可明显减少动脉硬化、冠心病、脑中风等疾病的发

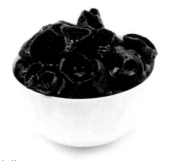

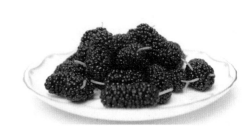

黑色食物

生率，对流感、慢性肝炎、肾病、贫血、脱发等均有很好的疗效。黑色水果中蓝莓富含的花青素还有极好的抗衰老作用。

4.绿色（青色）食物养肝

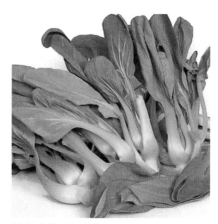

绿色（青色）食物

绿色入肝，绿色食品具有舒肝强肝的功能，是人体"排毒剂"，能起到调节脾胃消化吸收的作用。绿色蔬菜里丰富的叶酸成分，是人体新陈代谢过程中重要的维生素之一，可有效地消除血液中过多的同型半胱氨酸，保护心脏健康。绿色食物还是钙元素的最佳来源，对于一些处在生长发育期或患有骨质疏松症的人，绿色蔬菜无疑是补钙佳品。但需要注意的是，有些绿色蔬菜如苦芥兰之类过于寒凉，不宜多食及久服，以免损伤胃阳。

5.白色食物养肺

白色在五行中属金，入肺，利于益气。大多数白色食物，如牛奶、大米和鸡鱼类等，蛋白质成分都较丰富，经常食用既能消除身体的疲劳，又可促进疾病的康复。

果蔬中的白萝卜具有下气、消食、除疾润肺、解毒生津，利尿通便的功效。莲藕具有清热凉血、止血补血、减肥等功效。

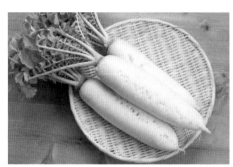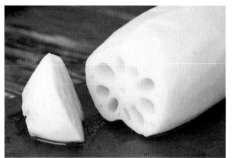

白色食物

此外，白色食物还是一种安全性相对较高的营养食物。因其脂肪含量比红色食物中的肉类低得多，高血压、心脏病等患者，食用白色食物养生效果会更好。

四、中医养生哲学与西方医学哲学的比较

传统医学是古人在实践和观照当中总结出来的智慧，其中不乏具有普适性的闪光点，值得被后人学习和继承。传统医学与现代医学核心的不同之处在于，传统医学中蕴含了丰富的哲学观，而现代医学更多地是在科学的基础上发展起来的。现代医学在发展当中，也越来越重视对传统医学的发掘和利用。在本次新冠肺炎的预防和诊治当中，传统的中医学智慧就发挥了极大的作用，帮助中国有效地应对疫情、挽救生命。

将中医学中的哲学观基本特点，与古希腊医学、古印度医学中的哲学观作比较，可以发现虽然三者是在不同的世界观和哲学思想上诞生的，但是却具有许多近似点。

首先，三者都强调人体的健康有赖于平衡的维系。人是自然界的一部分，人的健康与自然环境息息相关，因此必须顺应自然，达到人与自然的平衡。

另外，人体内部也自成一个系统，这个系统内如果发生紊乱，人的健康也会受到影响。其次，基于对"健康就是达到平衡"的认识，三者都认为医生的作用就是维持和修正人体的平衡状态，遵循自然法则来恢复健康。

在疗法上，三者都通过调和自然物质的手段，来促进人体的平衡与健康，都

	古希腊医学	古印度医学	中医学
思想基础	恩培多克勒：四元素论 希波克拉底：四液学说	生命的科学 人与自然的和谐 五元素学说	天人合一 阴阳学说 五行生克
实践方法	元素平衡方法论：四元素平衡 则人体健康 对立治疗 保养心神和灵魂	运用自然界及其产物恢复 人与自然的平衡 重视望诊、问诊、闻诊	上工治未病 四诊合参 辨证论治： 主张调控与平衡

强调灵魂健康对身体健康的影响，强调情绪调理的重要性。

　　掌握人类文明中的健康哲学智慧，对我们实现"提高健康水平、降低医疗费用"具有十分重要的价值。尤其是掌握好中华文明孕育出的中医健康哲学，可以帮助我们养成健康的生活方式，实现生命的和谐与人生的幸福。

第三章　现代生活中的健康哲学

健康是人的基本权利，是人生最宝贵的财富之一。

"有了健康并不等于有了一切，但没有健康就等于没有了一切。"健康是生活质量的基础，是生命存在的最佳状态。诚如李楚源所说，人要"健康地活、长寿地活、有质量地活"，这就是当代人思考和学习健康哲学的意义。我们应该在学会管理好工作的同时，管理好自己的健康，人生才能有无限可能。

随着物质基础的进步、社会文明的发展，现代人对于健康的研究也越来越深入，并系统地整理了许多关于认识健康、管理健康的知识，健康观念不断丰富。本章将介绍现代生活中的健康智慧，希望向读者普及健康的内涵及意义，帮助读者判断自己和身边的人是否处于健康的状态，存在哪些健康观念的误区，从而更好地管理自己的健康，实现"提升健康水平，降低医疗费用"的目的。

第一节　健康状态的表现与标准

世界卫生组织（WHO）定义的健康概念认为，健康是一个人在身体健康、心理健康、社会适应健康和道德健康四个方面的健全。这说明人的健康不仅需要考虑身体，还需要重视社会、心理、精神、情绪等因素对人的影响。

过去，对健康的认识曾经长期局限在机械式的理解当中，认为机体没有疾病就是健康。随着实践的发展，越来越多的人意识到健康的状态是一种综合状态。从哲学的观念出发，健康就是人的终极幸福，是一种人生的理想状态。健康不仅是生理上要健全和正常，心理上也要舒畅通达，具有良好的自我调适和感受愉悦的能力。

此外，人是生活在社会中的、自然中的，所以健康也不仅仅是人体内部的因素，同样也受到人与他周边环境的影响。一个健康的人，应当具有良好的社会适应能力，包括具备正常和谐的人际关系以及能够适应所处的社会制度等。另外，一个健康的人还应该能够适应自然环境的变化，包括四季的更替、冷热湿干等气候的变化，不会轻易地因为环境的变化和换季的影响而导致机体失调。

应该说，健康的标准不仅是综合的，也是具体的，针对不同年龄段、不同状态下的人，健康标准的界定也并非是一成不变的。读者可以通过了解健康的普遍标准，结合自身的情况和所处的环境，来判断自己是否处于健康范围内，从而指导自己的日常保健，提升自身的健康水平。

一、世界卫生组织提出的健康的十项标准

1992年，世界卫生组织发表的《维多利亚宣言》具体明确提出了健康有四大基石，即合理膳食、适量运动、戒烟限酒、心理平衡。同时，世界卫生组织具体提出了人类健康的十大标准：

1. 有足够充沛的精力，能从容不迫地应付日常工作和生活的压力。

2. 处事乐观，态度积极，乐于承担责任，事无巨细，不挑剔。

3. 善于休息，睡眠良好。

4. 应变能力强，能适应外界环境的各种变化。

5. 能够抵抗一般性感冒和传染病。

6. 体重适中，身体匀称，站立时，头、肩、臀位置协调。

7. 眼睛明亮，反应敏锐，眼睑不发炎。

8. 牙齿清洁，无缺损，无疼痛感，牙龈颜色正常，无出血现象。

9. 头发有光泽，无头屑。

10. 肌肉丰满，皮肤富有弹性，走路轻松，有活力。

二、中医判断健康的十大标准

中医对健康的定义通常指个体处于"天人合一""阴阳自和""形与神俱"的最佳功能状态。《黄帝内经》多以"平人"论之，如："平人者，不病也。"具体来说，中医判断健康也有10大标准：

1. 眼有神：目光炯炯有神，无呆滞的感觉，说明精气旺盛，脏器功能良好，思想活跃，情感丰富。

2. 声息和：说话声音洪亮，呼吸从容不迫，心平气和（呼吸16—20次/分），反映出肺脏功能良好，抵抗力强。

3. 前门松：小便通畅，无异常感觉。

4. 后门紧：大便每日一次，无腹痛、腹泻之虑，则消化功能健旺。

5. 形不胖：保持体型匀称，不宜过胖。

6. 牙齿坚：注意口腔卫生，基本上没有龋齿和其他口腔疾病。

7. 腰腿灵：每周有三次以上的运动，每次不少于半小时，表现为肌肉、骨骼和四肢灵活。

8. 脉形小：指每分钟心跳次数保持在正常范围（60—80次/分），说明心脏和循环功能良好。

9. 饮食稳：坚持定时定量，不挑食和偏食，不暴饮暴食，无烟酒嗜好，注意营养科学合理。

10. 起居准：能按时起床和入睡，睡眠质量好。

三、老年人健康的十大标准

人到了老年，身体的各项机能自然会下降，活力不如青壮年时期旺盛，因此不能再用青壮年的标准去衡量老年人是否健康。中华医学会老年医学会提出了健康老年人十大标准，如果一个老年人能达到以下标准，说明他是健康的。

1. 躯干无明显畸形，无明显驼背等不良体形，骨关节活动基本正常。

2. 无偏瘫、老年性痴呆及其它神经系统疾病，神经系统检查基本正常。

3. 心脏基本正常，无高血压、冠心病及其它器质性心脏病。

4. 无慢性肺部功能不全。

5. 无肝肾疾病、内分泌代谢疾病、恶性肿瘤及影响生活功能的严重器质性疾病。

6. 有一定的视听能力。

7. 无精神障碍，性格健全，情绪稳定。

8 能恰当地对待家庭和社会人际关系。

9. 能适应环境，具有一定的社会交往能力。

10. 具有一定的学习、记忆能力。

四、心理健康的六项标准

人们在追求生理健康的同时，绝对不能忽视心理健康，有时心理健康甚至比身体健康更重要，人的心理健康将直接影响人的身体健康。

2012年中国心理卫生协会从自我、人际关系、环境适应三个层面提出了中国人《心理健康五项标准》，经试运行后调整为《心理健康六项标准》，具体如下：

1.认识自我、接纳自我。要了解自己、恰当地评价自己，有一定的自尊心和自信心，体验自我存在的价值，能够接受自己。

2.自我学习、独立生活。具有从经验中学习、获得知识与技能的能力，能够独立处理日常生活中大部分的衣食住行活动，能够利用所获得的知识、能力或技能解决常见的问题。

3.情绪稳定、有安全感。情绪基本稳定，以积极情绪为主导，能够调控自己情绪的变化，对人身、生活稳定等有基本的安全感。

4.人际关系和谐。具有基本的社会交往能力，能够处理与保持基本的人际交往关系，能够在人际互动中体验到正常的情绪情感，获得满足感，能够接纳他人及交往中的问题。

5.角色功能协调统一。能够基本履行社会所要求的各种角色规定，心理与行为符合年龄等特征，心理与行为符合所处的环境，在社会规范许可范围内，实现个人需要的适当满足。

6.适应环境、应对挫折。保持与现实环境接触，能够面对和接受现实，积极应对现实，能够正确面对并克服困难。

第二节　健康问题的危害与警示

认识了健康的标准后，我们还要从反面思考一个问题：什么是不健康的因素和表现？只有认识了危害健康的因素和健康出现问题时的预警信号，我们才能及时地发现健康问题、调整生活方式，从而提高健康水平，减少疾病的发生，降低医疗费用的开支。

2018年世界卫生组织首次公布了十大威胁人体健康的"隐形杀手"，调查报告一共列出了20项威胁人类健康的因素，其中严重程度最高的前8项如下。

一、危害健康的八大因素

1.营养不良。营养不良会导致抵抗力、免疫力下降；易感染各种疾病；导致低血糖而危及生命；儿童营养不良会造成生长发育迟缓，智力低下等。

2. 高血压。高血压病初期，一些身体的症状不易被发现，如全身细小动脉痉挛，随着病情的发展，细小动脉渐渐发生硬化，形成粥样硬化斑块和血栓。高血压会慢慢破坏人的心、脑、肾器官，堪称健康"隐形杀手"。

3. 吸烟。吸烟会导致血栓，引发各种心脏病，还会导致口腔癌和喉癌。同时，香烟里的尼古丁还会使肝脏的负担加重，影响肝脏的功能，损害血液循环系统，还可能使血液的黏稠度增加，导致体内微循环障碍。

4. 酗酒。如果大量饮酒，酒精会杀死大脑神经细胞，长此以往，不仅会导致记忆力减退，还可能引起脂肪肝、肝硬化等肝脏疾病，情况严重者必须进行肝脏移植才能保全性命。

5. 饮用不洁净水。据医学专家统计，90％以上的疾病，特别是慢性病都与长期饮用不洁净水有关，此外，水也是疾病传播的一种主要媒介，一些肠道内常见病毒皆可通过水污染引起传染，饮用不洁净水也可能会引起细菌性肠道传染病。

6. 缺乏必要的医疗保健。由于贫穷或者医疗条件恶劣，患病不能够及时得到救治，小病拖成大病，大病拖成绝症，缺乏预防手段，也成了人类健康的一大杀手。

7. 室内空气污染。室内空气污染已成为危害人类健康的"隐形杀手"，也是

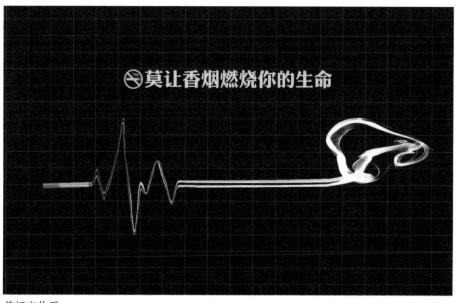

禁烟宣传画

世界各国共同关注的问题。在相关机构发布的健康住宅15条标准中，就有8条与室内环境质量有关，足见室内空气质量在人们的生活中的重要性。世界卫生组织公布的一组数据显示，全球近半数人处于室内空气污染中，这一污染导致22%的慢性肺病和15%的气管炎、支气管炎等。

8.肥胖和胆固醇过高。一般男性的体脂肪率超过25%，女性体脂肪率超过30%就达到肥胖的标准了。身体胆固醇过高和肥胖会产生一些慢性疾病，如便秘、高血脂、动脉粥样硬化、冠心病、糖尿病、脑中风等，这些病都是健康的主要杀手。

二、健康状况的十大警示

如果健康出了问题，开始时我们的身体就会有感觉，此时一定要重视，注意遵循"轻伤要下火线"的原则，在疾病开始时及时治疗和休息，避免小病拖成大病。以下介绍我们身体发出的十大警示，一旦出现就应该及时就诊和进行检查了。

1.小便增多，常上厕所，晚上口渴。或小便频繁，尤其是夜尿增多，尿液滴沥不尽，要小心是否得了糖尿病或者前列腺疾病。

2.上楼梯或斜坡时就气喘，心慌，经常感到胸闷胸痛，要小心是否得了冠心病或高血压等。

3.近日来常为一点小事发火，焦躁不安，时常头晕。要小心是否得了高血压、脑动脉硬化症等疾病。

4.近来咳嗽痰多，时而痰中带有血丝，要小心是否得了支气管扩张症、肺结核等肺部疾病。

5.食欲不振，吃一点油腻或不易消化的食物，就感到上腹部闷胀不适，大便也没有规律。要小心是否得了肠胃疾病或肝胆疾病。

6.近来酒量明显变小，稍喝几口便发困，不舒服，第二天还昏沉沉的，要小心是否得了肝脏疾病或动脉硬化。

7.胃部不适，常有隐痛、反酸、嗳气等症状。要小心是否得了慢性胃溃疡或其他胃部疾病。

8.最近变得健忘起来，有时反复做一件事，要小心是否得了老年痴呆症、脑梗塞等。

9.早晨起来时关节发硬，并伴有刺痛，活动或按压关节时有疼痛感。要小心是否得了风湿性骨关节病。

10. 脸部眼睑和下肢常浮肿，血压高，多伴有头疼，腰酸背痛，则可能是患了肾脏疾病。

第三节　现代健康管理哲学

随着年龄的增长，任何人都无可回避地面临着健康状况的改变，为了维持健康的身体，我们日常一定要重视健康管理，即能够预防疾病，即使生病了也可以通过健康管理减少对身体的伤害和病痛，进而保证生活质量。

健康管理，就是在健康认知观念的指导下，通过管理和改善自身健康相关的行为，形成有益于健康的行为规范，从而实现主动自觉的保健。

然而，许多人缺乏对健康管理的系统和全面的认知，没有科学清晰的健康观念作为指导，因此很容易走入健康管理的误区，偏听偏信一些流传的健康管理谣言，或是采用并不适合自己的健康管理模式，因此无法很好地提高自身的健康水平。所以，我们有必要了解关于健康管理哲学方面的知识。

一、什么是健康管理？

美国于20世纪50年代提出健康管理（Managed Care）的概念，健康管理属于进化医学或演化医学的范畴。一般来说，健康管理是以预防和控制疾病发生与发展、降低医疗费用、提高生命质量为目的，针对与个体及群体生活方式相关的健康危险因素，通过系统的检测、评估、干预等手段持续加以改善的过程和方法。

在我国，健康管理概念还比较新。健康管理是指一种对个人或人群的健康危险因素进行全面管理的过程，通过建立档案、健康评估、健康干预等方式来改变人们不健康行为方式，调动个人及集体的积极性，有效地利用有限的资源来达到最大的健康效果。

健康管理的重要内容之一是疾病风险管理，分析和评估患疾病的可能和因素，然后做出干预，以便及时改善健康状况、预防健康问题。然而，过去人们一直存在一个思维误区，认为健康管理完全等同于疾病预防和控制。

实际上，健康管理的目的不仅仅是摆脱病痛，而且要使身体、精神和社会交往等各个方面都处于完好的状态，"享受到彻底的、有益的、满意的人生"。

传统的健康观认为健康就是不生病，因此健康行为也围绕着发现和治疗疾病展开，前期保健不加以重视，疾病指标发生变化才急于寻求医疗的介入和帮助。这不仅制约了健康水平的提高，也一定程度上导致了医疗费用的居高不下。

随着我国社会老龄化趋势不断显现、人民医疗卫生需求不断增长，健康文化越来越普及，以个体和群体健康为中心的健康管理模式逐步得到了发展。

2016年，在全国卫生与健康大会上，习近平总书记提出要"树立大卫生、大健康的观念，把以治病为中心转变为以人民健康为中心"。总书记的话体现了健康价值观念的转变。

2016年《"健康中国2030"规划纲要》的制定，让我国健康管理迎来了快速发展的机遇。

2017年国家印发的《中国防治慢性病中长期规划（2017—2025年）》中指出要坚持预防为主，加强危险因素控制，做到"三早"（即早发现、早诊断、早治疗），推动由疾病治疗向健康管理的转变。

越早进行健康管理，就能越早发现健康危险因素，从而进行预防和控制，达到节约医疗费用支出、维持健康、养生长寿的目的。

二、从一组数据看健康管理的重要性

研究表明，许多疾病的发生，都是不注重健康管理导致各种不健康因素长期叠加的结果。现代人类所患疾病中约有45%成因与生活方式有关，而造成死亡的因素中高于60%与生活方式有关。世卫组织2016年发布的《中国老龄化和健康国家评估报告》指出，"中国的疾病谱已经开始从传染病转向非传染性疾病。到2030年，慢性非传染性疾病的患病率将至少增加40%"。

心脑血管疾病是威胁我国国民健康的"第一杀手"，我国心脑血管疾病患病人数已达2.9亿，其中冠心病1100万人，卒中1300万人。

2017年，全球20—79岁糖尿病患者多达4.25亿人，其中我国糖尿病患者人数居全球第一，达1.14亿人。

中国"三高"人数已经达到3.5亿，中国人的十大死亡原因中，与"三高"相关的死亡人数占总死亡人数的27%。

不健康的生活方式形成的原因，主要是人们对健康管理认识不足，不懂得健康和管理的关系，这是今后对人类健康最大的威胁。

美国哈佛大学的一项调查结果显示，实施家庭健康管理能使脑卒中的发病率下降75%，高血压降低55%，糖尿病降低50%，肿瘤减少1/3，人均寿命增加10岁。可见，健康管理十分重要，也十分迫切。随着《"健康中国2030"规划纲要》出台，国家相关部门也越来越重视健康管理事业的发展。

三、健康管理的目标是什么?

健康管理，首先要做的就是判断健康处于什么状态和水平，才能有的放矢。

现代医学将人的健康状态分为三类：

一是健康未病态，即人体没有任何疾病时的健康状态；

二是欲病未病态，即体内已具有少数先兆症状，但不足以诊断为某种疾病；

三是已病未传态，即某一脏器已出现明显病变，但未发生传变的状态。

通俗地说，人的健康状态，大致可以分为健康、亚健康与不健康。

通过健康监测和早期干预，一些症状很大程度上可以在疾病发生之前就得到控制或解决，使其逐渐向健康方向转化，就能很好地改善亚健康，预防疾病，提升生活质量。这就是健康管理的任务。

对个人而言，健康管理策略包括了对生活方式的管理、保健预防、健康促进（日常体检、健康教育等）、慢性疾病管理、就医需求管理与康复保健等内容。通过健康管理，能达到以下效果：

一学，学会一套自我管理和日常保健的方法；

二改，改变不合理的饮食习惯和不良的生活方式；

三减，减少用药量、住院费、医疗费；

四降，降血脂、降血糖、降血压、降体重，即降低患慢性病风险。

对群体而言，通过全面的健康管理和健康教育活动，可以营造一个全民参与的健康管理氛围，包括世卫组织提出的合理膳食（营养干预）、适当运动（运动干预）、戒烟限酒（个人行为和生活方式干预）、心理平衡（心理干预），再结合中医的"治未病"等手段，使人们都生活在一个身心健康的社会环境里。

四、中医健康管理哲学有何特征?

中医健康管理的目标是在中医"治未病"理论指导下，追求实现"未病先防、既病防变、瘥后防复"。

中医健康管理哲学具有三个特征："天人合一""时空统一""辨证论治"。

（一）"天人合一"与健康管理

中医认为人不是一个孤立的生物体，应该把生命和健康放在天地之间。"天"主要包括五运六气、季节节气、气候特点、天文现象等。"地"主要为地域地形、植被、土壤、水源等。因此，中医健康管理既要考虑机体内在因素对健康的影响，又要分析外界环境（天、地等）变化与健康的联系。因此，中医健康调理和干预方案也要考虑自然因素。

（二）"时空统一"与生命健康

中医认为健康首先是一个时间概念，中医生命观和健康观均强调时间与空间的统一，重视时间对健康的影响，如《黄帝内经》将男女人体的一个生命发展周期分别定为八岁和七岁，并阐释了每个周期的健康状态特征，还强调了十二时辰、四时的脏腑配属规律等，中医运气学说，更是体现了时间与健康问题的关系。因此，健康管理一定要在特定的时空环境中进行调理。

（三）"辨证论治"与健康管理

中医学注重实施辨证论治思想，注重个性化是中医健康管理的重要特点之一。在"治未病"领域，中医强调"因人、因时、因地制宜""一人一方"的观点。"个性化"辨证论治包括辨识结果的个性化、干预方案的个性化、效果评价的个性化等，避免了"同质化"对健康管理手段的限制。

第四节　怎样管理自己的健康？

快速发展的医疗技术使得人们过于依赖医疗，走入健康哲学误区。医疗作用的过度凸显，使得健康管理的重要性被忽略。其实，正确的健康哲学观念中，一定是健康管理在前，疾病治疗在后的。只有形成了正确的健康哲学观念，才能够真正地提升健康水平，减少疾病的发生，使得我们在审视人生时觉得更加幸福和完满。同时，摈除"保持健康就是治病"的错误观念，才能真正地降低医疗费用，将健康管理的部分社会化、个人化，让医院更加专注地做好治病救人的职责。

健康管理是我们每个人身体健康与生活质量的保障，一定要引起大家的重视。《"健康中国2030"规划纲要》实施以来，健康管理迎来了良好发展机遇，我国医疗机构将会越来越重视对居民，尤其是老年人和慢性疾病人群的健康管理，只要我们每个人积极参与，营造一个全民关注健康的氛围，就一定能够拥有健康的人生。

人生就像一串数字，健康是1，金钱、地位、事业、爱情、家庭……是后面的0，如果没有了这个1，后面有再多0也都没有意义。

北京和睦家医院心脏外科专业负责人、北京安贞医院心脏外科副主任医师刘东先生，在一次演讲中提到"中国医学的疆与界"，就强调要做到有系统地预防、保健、诊断、治疗、康复五个步骤。而健康管理的第一步就是预防。在健康管理中，首先需要重视和关注的就是预防与保健。

一、生活方式的管理

进入21世纪以来，不良生活方式引发的疾病已经成为威胁人类健康和生命的"重要杀手"。健康与生活方式有着密不可分的关系。

《"健康中国2030"规划纲要》中，提出了全民健康生活方式行动，倡导人们"三减三健"，即全民动员起来，参与到减盐、减油、减糖，健康口腔、健康体重、健康骨骼等专项行动中来。

最好的医生不是别人而是自己，最好的健康管理方法就是拥有良好的生活习惯和健康的生活方式。国内许多专家将健康的生活方式概括为：合理饮食、适度运动、平衡心理和戒烟限酒四个方面。

但是，仅仅做到这些仍不够，下面是关于健康生活方式的几种观点。

（一）《健康的生活方式》一书的观点

复旦大学上海医学院内科学教授、博士生导师杨秉辉，在《健康的生活方式》一书中写道，一种比较完整的、健康的生活方式至少应包括十个方面的内容：

服饰适体（即服饰睡具，适合人体）；

饮食合理（即结构合理，营养全面）；

环境清新（即环境幽新，住所洁静）；

动静适度（即脑体动静，适度结合）；

习嗜利体（即习惯嗜好，有利人体）；

心情平稳（即心理情绪，平衡稳定）；

思维脑健（即思维积极，用脑保健）；

德行高全（即道德高尚，行为健全）；

文娱参与（即文化娱乐，积极参与）；

人际和睦（即人际交往，和睦融洽）。

只有做到了这十个方面，才可以预防疾病和促进健康长寿。

（二）伟人毛泽东的生活方式

中国伟大的人民领袖毛主席，长期保持充沛的活力，能文能武，诗词歌赋样样皆通。他曾总结十六字养生心得："遇事不怒、基本吃素、多多散步、劳逸适度。"具体来看，他的生活方式可总结如下：

重视心理健康，幽默风趣、乐观向上。他强调乐观让人长寿。

强调基本吃素。他一生除了爱吃红烧肉和鱼外，每天都吃清淡的蔬菜和豆类。

喜欢运动。他一生最喜欢散步和游泳，60多岁时还畅游长江。

注意生活节律，反对游手好闲，反对体力和智力上的懈怠，提倡适量劳动和锻炼，做事认真，劳逸结合。

（三）中国工程院院士钟南山的生活方式

中国工程院院士钟南山表示，人体健康有五大决定因素：父母遗传占15%，社会环境占10%，自然环境占7%，医疗条件占8%，而生活方式占60%，生活方式几乎起了决定作用。

他曾经总结道：想要长寿，必须每天健康生活，养成八个方面的习惯：

一定要吃好三顿饭；

一定要睡好八小时觉；

每天坚持运动半个小时；

每天要笑，身心健康；

每天一定要大便，排出毒素；

一定要家庭和睦；

不吸烟，不酗酒，每天健走；

注意滋补身体，提高免疫力。

对读者而言，参考以上观点、结合自己的实际生活条件和环境因素进行调整，对于形成自身的健康生活方式、提升生活健康质量，是有所帮助的。

二、疾病的预防管理

（一）疾病是怎样形成的？

随着社会经济的高速发展，人们的物质生活水平大幅度提高，但随之而来的健康隐患也越来越多，诸多因素使人们患病的风险大幅度提高。

精神因素：现代社会竞争日趋激烈，人们面对的精神压力比过去更大，焦虑、失眠等症状导致循环系统等人体组织的发病率上升。

饮食因素：生活条件改善，外卖平台崛起，速食产品的发展在方便了人们的同时，也增加了胃肠功能的负担，使消化道疾病呈多样化发展。

环境因素：城市化、工业化和老龄化社会进程的加快，导致大气、水等环境污染，加剧了呼吸系统相关疾病的发生。

行为因素：过量饮酒、长期使用手机电脑等不良生活习惯，使我国的恶性肿瘤等长期形成的疾病患病率逐年提高。

（二）对人类威胁最大的疾病

根据某医院的住院病例统计分析，以下三大类疾病占发病比例最大，是威胁人们健康的最主要疾病。

第一，循环、消化、呼吸系统疾病是常见的三大主要疾病。据统计，循环、消化、呼吸三大系统疾病患者占医院收治病人的50％左右，常见病和多发病都来自这三大疾病，对人们身体健康影响极大。

第二，糖尿病、冠心病、脑血管病、高血压等疾病呈逐年增长的趋势。长期的糖尿病可在动脉硬化及微血管病变基础上产生多种慢性并发症，如糖尿病性心脏病、脑血管病、视网膜病变及神经病变等。多年来，脑血管病和高血压被称为"人类第一杀手"，具有"发病率高、致残率高、死亡率高、复发率高、并发症多"的特征，患病人数比例逐年上升，对人类健康的威胁越来越大。

第三，恶性肿瘤和心脑血管疾病成为近年病患的主要死因。据医学专家统计，1999—2006年期间，我国因心血管疾病导致死亡的病例数在所有疾病病例中居首位；从2007年起，恶性肿瘤成为健康的"第一杀手"，死亡人数比例在所有疾病中占45％，成为目前最主要的致死病因。恶性肿瘤患者人数近10年来的平均增长速度为10％。因此，恶性肿瘤和心脑血管疾病对生命的威胁最大，是防治的重中之重。

（三）怎样进行疾病的预防管理？

一要重视关注健康知识，定期体检，早防早治。提升个人健康意识，多了解健康相关的保健知识，定期体检，无病早防，有病早治，病后防止复发，做自己身体的主人。

二要科学监测自己的健康指标，重视改善健康状况。糖尿病、高血压、心血管疾病患者人数的比例逐年上升，就是在提醒着人们要注意遵循科学的监测方法，及时掌握自己的健康指标。合理饮食，增加运动，改变不良生活习惯。对于慢性病患者，要懂得与疾病共存的艺术，防止病情的发展和恶化。

三要重视情绪管理，调节好心情，保持心理平衡。面对疾病，拥有乐观健康的心态最重要。研究发现情绪和疾病的发展息息相关，一般爱发脾气的人容易得冠心病；情绪低落的人患肿瘤的概率偏高。

四要重视人际交往，善于处理挫折与失败。在生活中重视人际交往，性格开朗，广交朋友，经常表达心声的人，患病的比例会低很多。工作中既要努力执著又不可苛求，善待自己，笑对挫折，时时注意放松心情，愉快而又从容面对工作和生活，减轻心理负担和压力，才能真正拥有健康。

三、亚健康状况的管理

（一）什么是亚健康？

随着人们生活节奏的加快，工作压力的增加，不良生活习惯的形成，越来越多的人群处于亚健康状况。

亚健康人群的扩大对个人和社会都会有一定的危害。一方面会对人们的健康造成影响，增加疾病的患病风险；另一方面也会对社会经济的发展造成一定阻滞，因此，增加对亚健康知识的了解，尽早进行健康管理的意义十分重大。

亚健康的概念是在20世纪80年代中期由苏联布赫曼教授首次提出来的，他发现除健康状态和疾病状态外，人体还存在着一种非健康非患病的中间状态。

后来，世界卫生组织将亚健康称为"慢性疲劳综合征"。

我国中华中医药学会发布的《亚健康中医临床指南》指出：亚健康是指人体处于健康和疾病间的一种状态，处于亚健康状态者，不能达到健康的标准，表现为一定时间内的活力降低、功能和适应能力减退的症状，但不符合现代医学有关疾病的临床或亚临床诊断标准。

根据亚健康的不同特性可将其分为心理亚健康、躯体亚健康和社会适应亚健康三种类型。

（二）亚健康对生命的危害日益加大

近年来，人们越来越认识到长期处于机体萎靡、身心疲劳、精力不济的亚健康状态，会对生命造成不可挽回的伤害。

在中国经济发展、居民生活水平大幅度提升的同时，大强度、高压力、快节奏的生活也常常使人处于疲乏、劳累状态。

亚健康状态的代表特征即为持续性的、难以恢复的疲劳，患者常感体力不支，容易出现困乏疲倦。有些个体还可能会出现各类慢性疾病、持续疼痛、反复感染等问题。躯体的不适还会诱发心理失衡，多重因素下个体健康会受到严重损伤，引发疾病，甚至因为慢性损害诱发急性猝死。

据《中国心血管健康与疾病报告2019》公布的数据，预估我国每年会发生约54.4万例心脏性猝死（SCD），大约每一分钟，就有一个人猝死倒下。而这一现状，仍在继续恶化。《2020国民健康洞察报告》显示，有53%的人曾担心自己会猝死，在年轻的"95后"和"00后"中，有7%和9%的人经常甚至每天担心自己会猝死。屡屡传出的年轻人加班猝死的新闻也说明，这种担心并不是空穴来风。

（三）怎样进行亚健康管理？

一是要定期进行体格检查，有条件的可以委托健康管理师协助进行健康管理。没有条件委托健康管理师的也应该指定专门的医院和医生，进行一对一咨询，委托专业人士采集亚健康的临床资料，帮助我们分析和评估健康状况。

二是一定要尽早在指定医院建立个人的健康档案，掌控自己的亚健康状况和发展阶段，由专业人士帮助进行档案管理。每一年或者半年进行一次健康检查比对，了解个人健康状况的发展趋势。

三是一定要注重个人健康素养的培养，定期接受健康讲座、健康咨询、健康指导等健康教育，通过关注相关医疗机构微信公众号、领取发放的宣传册子等多种方式，及时获取与健康状况有关的讯息。

四是要接受中医"治未病"理论，进行疾病调理，定期拜访相关中医师进行中医调养，努力改变亚健康状况，积极进行自我保健，力争消除亚健康症状。

五是要建立终生健康管理计划，持续采取改善亚健康的措施，一人一方，一人一册，形成可持续发展的健康管理模式。

中篇

"健康哲学"指导实践，产生了"健康方案"。健康方案的落实不仅造福我们每个人的健康，还将对全国和全世界的健康事业发展作出贡献。

在健康中国事业当中，有两大方案是最具特色、最引人瞩目的——"中西医结合"与"治未病"。

"一缕药香穿古今。"中医药文化延续至今已有两千年，始终在波折中前行，用自己的疗效证实了其强大的生命力。尤其在新冠肺炎疫情的诊治当中，中西医结合的疗法发挥了不可忽视的作用，还在全世界范围内产生了影响，取得了外国友人的认同。

"上工治未病"的观念，早在中医起源与发展时就存在，数千年后的今天，现代医学证实，影响人类健康的最关键因素并不在医疗条件，而是生活方式与习惯。

"治未病"的智慧，就在于通过生活当中的点点滴滴，将生命调整到一个和谐的状态。"未病先防，已病防变，瘥后恢复"是治未病的三部曲，也是未来健康事业发展的大方向。

无论何种疗法，最终的目的都是捍卫人类的健康与幸福。事实证明，中西医结合能够有效地"提高健康水平，降低医疗费用"，是实现健康中国梦的必经之路。

风起扬帆，当中医药走向海外的步伐日益加快时，有的人提出疑问：中医药是否能够适应全人类的需要？实践证明，中医药"因地制宜、因人制宜、因病制宜"的哲学智慧，使得这一瑰宝不仅能在广阔的华夏大地上大放异彩，也能在水土迥异的异国他乡发挥应有的功用。

在中篇之中，我们介绍在健康哲学指导下的健康方案。首先在第四章中论述"中西医结合"的认识；在第五章中分析关于"治未病"的实践，为提出整体方案提供支撑；随后的第六章里，我们站在全人类的立场上，提出"人类健康共同体方案"。

愿每一位读者以健康哲学造福人生！

第四章 中西医结合的大趋势

多年来，人们关于中医与西医的科学性的争论，从来没有停止过。得病后，究竟应该找中医还是找西医，对于老百姓来说，也是一个很现实的难题。有人偏激和片面地否定中医，不相信中医药的疗效，一得病就看西医、吃西药；也有人相信中医，却不知道什么样的病症该看中医，也不了解自己日常生活中该如何运用中医养生。

面对日益突出的医疗与效果矛盾，更多的医学家们开始认真反思医学的过去和现在，并努力寻找未来正确的医学模式。无论是中医还是西医，最终都是为"提升健康水平，降低医疗费用"的目的而服务的。

因此，为了全人类的健康和幸福，我们需要理智、客观、不带任何偏见地总结中医与西医的特点和优势，探讨如何进行优势互补，从而让各种疾病不再成为人类健康的杀手，也减少患病致贫悲剧的发生。

第一节 医学为何分中医和西医？

众所周知，科学分为很多种类，例如生物学、物理学以及天文学等等，事实上，每个国家的自然科学都是一样的，各国的科学家对于这门学科的基本常识都抱着相似的观点。

科学不分西科和中科，但医学却有中医和西医，这到底是为何呢？

一、从起源上看，中医与西医有许多相似之处

很早之前人类就开始想办法去总结一些疾病的症状并试图医治，医学从诞生之日起就与哲学有着不可分割的关系。

在人类发展初期，西医的源头——古希腊医学与中国古医学在各自的探索讨程中有着惊人的一致。

形成于春秋战国时期的中国最早的医典《黄帝内经》，与代表了公元前5世纪至公元前2世纪古希腊医学最高成就的《希波克拉底文集》，对比两者的理论体系，能够看出许多相似之处。如两者都经历了同巫医的斗争，并受同一时期自然哲学的启示；都是经验医学，以临床经验的积累作为医学知识的主要来源，以自然疗法作为主要疗法；都重视整体与和谐的观点，认为人体各部分器官之间互为因果；都强调人体和自然地理环境之间的关系。

二、从发展上看，中医与西医走上了截然不同的发展道路

东西方文化历史背景的不同，分别为中医和西医学的形成和发展提供了不同的土壤。

中医学作为我国传统文化的瑰宝，博大精深，是中国古代人民在同疾病作斗争过程中，通过长期医疗实践逐步形成并发展的医学理论体系，拥有漫长的发展历史。

中医和西医都起源于早期的自然哲学，但是，西医学在此后逐渐形成了分析推理的思维方式，走向了一条与哲学相分离、注重分科与实验的道路。

而中医则以自然哲学为逻辑工具，形成了取象比类、演绎推理的思维方式，并在后世医学的发展中，逐步形成了稳定的结构。

西医更擅长于处理局部部位或器官出现的病灶，讲究切断病情的根源。例如人们得了癌症，西医会找出癌变的部位并切除，随后通过放疗和化疗根除产生癌症的病灶。

中医治疗癌症则强调整体观念，辨证论治。根据每个癌症患者的整体情况，辨别他们属于什么证型，是正虚痰瘀，还是正虚血瘀等，一方面扶助正气，增强免疫力；另一方面是祛蛊，根据每个人的体质和特征一人一方进行调养，在补充人体的气血能量的基础上，进行杀"癌"药物的加减。

其实每个国家都有着自己的医学方式，并各有不同的发展路径。不同的文化历史背景、相异的理论体系、丰富的医学实践等，使中医和西医两种疗法具有不同的思路和手段，但无疑都是有益于提升健康水平的。两者结合，将能取长补短，更有益于人类健康水平的提高。

但是，在普通人看来，中医和西医两种疗法彼此好像又是"水火不容"的关系。很多医务从业者常会在家族聚会或聚餐上讨论"是中医好还是西医好""是

中医强还是西医强"，最后两派人往往会因为二者的分歧闹得不欢而散，其实不必如此。

第二节 西医是科学，中医是哲学？

著名中医胡维勤在他的著作《将中医进行到底》一书的开篇序言中写道："西医是一门科学，中医是一门哲学；西医是一门技术，中医是一门艺术。"如是之说，不无道理。

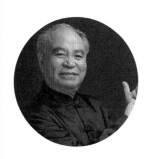

胡维勤，曾任朱德的专职保健医师，毕业于上海第二医科大学，师从著名内科专家乐文照教授，1971年上调到北京中南海担任中央领导同志的医疗保健工作。先后参加过朱德、华国锋、姚依林、谷牧、叶剑英、李先念等中央领导的医疗保健工作。还曾参加过多个外国元首来华访问时的保健工作，如尼克松、金日成、西哈努克、田中角荣等

一、中医与西医是两种不同哲学观下的医学

（一）中西医学的"根本观念"不同

梁漱溟先生在谈中西医差别时说："我思想中的根本观念是'生命''自然'，看宇宙是活的，一切以自然为宗。"

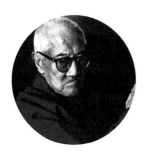

梁漱溟（1893年10月18日—1988年6月23日），中国著名的思想家、哲学家、教育家、社会活动家、国学大师、爱国民主人士，主要研究人生问题和社会问题，现代新儒家的早期代表人物之一，有"中国最后一位大儒家"之称。一生著述颇丰，代表作有《东西文化及其哲学》等

人体是基本一样的，但中医、西医对人体的认识却完全不同。

中医是全面整体论，西医是分析实证论；中医是宏观调控，西医是微观治理。

可以这么说，西医是显微镜，它看得仔细真切；中医是广角镜，它的视野很宽广。西医强调的是身体观，中医强调的是生命观。

所谓"身体观"就是把人体看成是一个静态的、可分的物质实体，所谓"生命观"就是把人体看成一个动态的、不可分的"整个一体"。

"根本观念"的不同正是中西医学的区别所在。

（二）中西医学的哲学基础不同

西医以实证主义哲学为基础，主要源于西方割裂的原子式的哲学观，以客观性原则的方法论来描述事实，强调循证医学，分科细致，专业性强。

而中医是以古代朴素唯物主义哲学为基础，主张"气一元论"，认为无形而又活泼的"气"，是构成世界物质的本原，天地间的万物，都是由气的运动变化而产生，并且认为气是构成人体和维持生命活动的最基本物质。所以中医健康哲学讲究"气聚人生，气散人灭"。

在中医的理论中，人体是一个内外统一的整体，体内的各脏腑之间，各脏腑与体表之间都存在着密切的联系。它们是"结构上不可分割，功能上相互协调、相互为用"的一个整体。体内的脏腑与体表是内外相应的，由体表的征象可以推知体内的脏腑的变化，任何局部的症候都只不过是整体病变在人体某一个薄弱环节的反映而已。

故而，中医不是"头痛医头，脚痛医脚"，而是"病在上者下取之，病在下者高取之""从阴引阳，从阳引阴，以右治左，以左治右"，也就是从身体各个部分的相互影响和制约出发，去诊治疾病。

从认识方法看，西医秉持的是还原论和机械论，中医坚持的是整体论；西医是以实验动物数据为主的循证医学，中医是以中华人民几千年不断累积的长期临床实践为主的经验医学。

从思想路线看，中医讲究"正气存内，邪不可干"，尊重自然，重调整、重平衡，通过调理激发人体本身抗病能力，是和谐哲学；西医重对抗、重杀灭，采用药物或手术的方法来对抗病毒，杀灭病菌，是斗争哲学。

中医强调功能性思维，西医注重科学逻辑性思维。

这就造成了两个体系的生命观、疾病观、健康观都存在差异。

二、西医与自然科学为伍

说西医与科学为伍，是因为西医病理学理论是西方在现代科学技术基础上形成的，临床诊疗、治疗方法、用药等都符合自然科学的研究方法。

（一）利用病理学理论"辨病"

西医病理学理论主要以"微观、实证、分析"的思维对发病机制、病情发展变化等采取科学实验的方法。

研究者对机体性状进行详细准确的观测，对细菌进行培养分类，对机体进行各种技术手段的检测，从而对机体的疾病状态有所掌握。其对病原病因的解释、病变的控制、预后的观测等方面值得肯定和发扬。

西医临床诊疗上讲"辨病"，是西医根据临床症状体征、相关实验室检查及影像学等器械辅助检查诊断、分析、鉴别、治疗疾病的诊疗手段。

用现代医学的微观分析方法，来采集有关病变的资料，并作相应的物理和生化方面的检查，然后依据病人的典型症状，参以各种检查，最后作出有关疾病的诊断，对疾病的病理机制和确切病变部位的认识深入细致。

这一特点在新冠疫情中充分发挥了它的优势。新冠疫情期间，最有效防控的第一步就是制作出新型冠状病毒的核酸检测试剂。只有检测出来哪些人可能有传染性，才能防止疫情进一步扩散，也才能有我们后来的复产复工复学。同时还有新型冠状病毒肺炎疫苗的研发，这是一件举世瞩目的事情，如今全球疫情形势仍不乐观，中国新冠疫苗的成功研制与投入使用，又将中国推到了世界的焦点，西医的这些优点毋庸置疑。

（二）运用"标准化"理论治病

西医运用"开箱法"，将人体一层层打开，解剖到组织、细胞、染色体、基因，通过透视、化验、检测，找到病灶、病菌、癌细胞……然后杀菌、摘除肿瘤等。西医治疗方法采用标准化治疗，同一种病就用同一种方法，不太考虑个体差异，比如发烧了给退烧药，发炎了给抗生素。另外，西医治病在要求功能恢复的同时，还注重形态、生理、生化、病理等指标的恢复。这有利于科学研究和技术推广，但缺点是"头痛医头，脚痛医脚"，不注重发挥病人的主观能动性。病人在治疗中处于被动接受角色，不利于其康复。

（三）"药"与"非药"界限分明

西医药学对"药"与"非药"有明确的界定。

西药主要是化学合成物，由单一或有限的几种化合物组成。药就是药，不是什么物质都可以是药。

一种化合物若被确定为药，那是非常严格的，它的成分、品质、重量和作用机制都有明确的实验数据作支撑，其生理、生化和药理作用的机制和指标也有明确的规定，用于治病前需要经过长期严格的试验，从药物成品到动物实验，再返回药物药理毒理研究，再到动物实验，再到多中心随机的人类药品试验，观察疗效及毒副作用，最后经过相关药品监察机构评定后才可进入临床使用。

总之，西医是依据自然科学的研究方法对疾病进行诊疗，并且随着科学技术的不断发展，医生对疾病的物理检测手段有了飞跃式的发展，从X光到B超、激光、伽马刀、CT（电子计算机断层扫描）、核磁共振等，化学药物研制方面也是不断推陈出新。

（四）忽视"心理因素"对疾病的影响

爱因斯坦说："当一个复杂现象中，起作用的因子数目太大时，科学方法在多数情况下就无能为力了。"科学方法最擅长解决的问题，是单一因素问题。一旦疾病不属于单一现象或过程，西医的弱点就暴露无遗。

当代西医正面临挑战，这一挑战的重大性，不仅仅由于致病因素多，更由于相关因素多数不是外部的自然因素，而是人类社会和人自身的心理因素。

西医看不到人体内非物质层面上的东西，即情志致病。这方面就显示了中医的优势，中医一直重视社会和心理致病因素。

【案例】现代人很多都存在失眠问题，而引发失眠的因素是多种多样的，既有生理因素，也有心理因素，不能一概而论。为了治疗失眠，西医多用安眠药，如安定、唑吡坦等，它们通过抑制大脑皮层的兴奋达到镇静的效果，虽然见效快，但是这类药物容易让人产生依赖性，易成瘾，并且千人同方、治标不治本。

而中医治疗失眠主要是通过汤药和针灸来调理人体脏腑功能，并根据个人体质差异，辨证施治。中医将失眠分为七个大类，即心胆气虚、肝火扰心、痰火扰心、胃气失和、瘀血内阻、心脾两虚和心肾不交。每个分类都有对应的主症和次症，对于不同病因和病症的病人，中医的处理方式是不一样的。如虚烦不眠者，多用酸枣仁汤；阴虚火旺者，多用滋阴清热之品，如六味地黄丸和交泰丸。

伟大的科学家钱学森也曾经研究过中医学，他说："我认为中医理论很像自然哲学。其中包含着人类智慧的珍宝。人体科学很需要这部分珍宝，要加以整理、提高，而绝不能丢掉。"今天看来，这一说法正在日益被证实。

三、中医以辩证哲学为母

中医药在数千年的发展过程中，不断吸收和融合各时期先进的科学技术和人文思想，创新发展，理论体系日趋完善，技术方法更加丰富，形成了鲜明的特点，这些特色无不蕴含着深厚的哲学思想。中医既是医学，更是哲学。

北京大学哲学系教授、宗教研究院名誉院长楼宇烈曾经这样评价中医：中医不是单纯的疾病医学，而是具有丰富人文文化内涵，包括哲学、艺术、宗教等在内的一种综合性人文生命学，可以称之为"人文医学"。

中医系统地、整体地看待人体以及人与自然界的关系；中医辨证施治体现了透过现象看本质等哲学观。

《黄帝内经·灵枢》里说："故远者，司外揣内"，意思是说，高明的人可以通过事物的外部表征看透事物本质。这是一个医生的最高追求。

（一）重视整体观

中医认为，人与自然、人与社会是相互联系、不可分割的统一体，人体内部也是一个有机的整体。因此，中医重视自然环境和社会环境对健康与疾病的影响，认为精神与形体密不可分，强调生理和心理的协同关系，重视生理与心理在健康与疾病中的相互影响。

（二）注重动态平衡

中医认为人的健康在于各脏腑功能和谐协调，情志表达适度中和，并能顺应不同环境的变化，其根本在于阴阳的动态平衡。

疾病的发生，其根本是在内、外因素作用下，人体整体功能失去动态平衡。维护健康就是维护人的整体功能动态平衡，治疗疾病就是使失去动态平衡的整体功能恢复到协调与和谐状态。

（三）强调辨证论治

中医诊疗具有典型的具体问题具体分析的思想，强调因人、因时、因地制宜，体现为"辨证论治"。

"辨证"，就是将四诊（望、闻、问、切）所采集的症状、体征等个体信息，通过分析、综合，判断为某种症候。

"论治"，就是根据辨证结果确定相应治疗方法。中医诊疗着眼于"病的人"而不仅是"人的病"，着眼于调整致病因子作用于人体后整体功能失调的状态。

四、为什么要学习中医健康哲学

古人说："为人子不知医，是为不孝；为人父不知医，是为不慈。"

所以，我们无论是为人子女，还是为人父母，都要学点中医的知识，做自己健康的第一责任人，提升健康水平，增长健康知识，才不会被市面上鱼目混珠的乱象所欺骗。学习经典中医还可以提高我们的感受力、直觉力、感应力，让我们懂得与天地万物沟通，强大我们的心灵与精神。

无论是父母，还是老师，都无法一辈子护佑孩子身心健康，但健康哲学的智慧可以。孩子有中医的童子功，自然就会从小养成健康的习惯与调养方法，为漫长的人生保驾护航。

学习中医就是学习"人生的哲学"：学中医的人要"博大淳厚"，才能更让患者安心放心；学中医的人要"大医精诚"，懂得患者的生死相托，是世界上最贵的信任；学中医的人要"仁心仁德"，视患如亲，这样才能让患者体会到温情和力量。

在2006年全国经方培训班上邓铁涛对学员们说："中医以四大经典为根，各家学说是本，临床实践乃中医之生命线，仁心仁术乃中医之魂。"

第三节　西医是技术，中医是艺术？

胡维勤教授在著作《将中医进行到底》中解释说："西医研究的是物质的身体，它是一门技术，可以标准化；中医研究的是形而上的身体，它是一门艺术，需要灵感和悟性。"

西医是技术，中医是艺术。如何理解呢？有无道理呢？

一、怎样认识"西医是技术"与"中医是艺术"？

技术靠什么？依靠科学的发展；艺术靠什么？依靠人的悟性。

说西医是一门技术，是因为西医旨在治"人的病"，检查病体靠的是技术，医生根据听诊器、血压表、X光机、CT、核磁共振等医疗设备检测出的病体结果来判断病患身体状况，就像"车间师傅"检修"机器"零部件一样，而随着科技的发展，检测技术也会越来越先进。

说西医是一门技术，还因为西医针对病症，直接对抗疾病，缺钙补钙、缺铁补铁，强调数据支撑，强调逻辑推理和思辨。

西医的外科手术更是一门技术，就如同是建筑工程技术，开刀割掉盲肠就像建筑工程上的定向爆破。

说中医是一门艺术，是因为中医旨在治"病的人"，通过望闻问切，高明的中医"司外揣内"，不需要借助现代化的检测设备，而是通过望闻问切的结果，抽丝剥茧，一步一步确定患者此时此刻病症的主要病变脏腑及整个机体阴阳、气血津液的盈亏，而后审因论治，辨证施治以治疗疾病。

但望闻问切也是有高低之分的，中医不像西医那样，胆固醇检测出来是多少就是多少，不需要你去体会，中医离开了"艺术"的悟性便寸步难行。

以把脉来说，人有浮、沉、迟、数、濡等二十多种脉象，什么是浮脉，什么是沉脉，全靠医生自己去领悟。明明是浮脉，悟性低的人则会误认为是迟脉或数脉。《黄帝内经》中说"春日浮，如鱼之游在波"，诗情画意，但只可意会，不可言传。犹如《标幽赋》中形容针刺后得气为"如鱼吞钩饵之沉浮"，可见其描绘得多么形象生动，有画面感。

而中药开方的原则和构思当中，也充满了和谐的艺术感。中药方秉持"君臣佐使"的原则，这一说法最早见于《黄帝内经》，清代名医世家出身的吴仪洛对此解释说："主病者，对症之要药也，故谓之君……佐君以为臣，味数稍多，分量稍轻，所以匡君之不迨也。应臣者谓之使，数可出入，而分量更轻，所以备通行向导之使也。"

通俗易懂地来讲，封建社会讲究皇帝、大臣、将佐差使的等级，这种观念被引伸用于解释中药方的构成。"君"就是皇帝，"君药"是对主证或主病起主要治疗作用的药物。"臣"就是大臣，"臣药"是辅助君药加强治疗主病或主症、对兼病或兼证起治疗作用的药物，它的药力小于君药。"佐"就是辅佐，协助君药、臣药加强治疗作用，同时又用来消除或减缓君药、臣药的毒性或烈性。"使"，就是引经药，老百姓俗称药引子，是能引方中诸药到达病灶的药物。

【案例】广药集团旗下拥有12家中华老字号企业，其中10家超百年历史，全国数量最多；还拥有6件国家级非物质文化遗产。这些百年老字号企业，都拥有不少中医药名方产品，选药精、组合美，剂量和谐、功效显著。

新时代背景下，广药集团非常重视对老字号专利的发掘、保护和创新利用，以重大品种、创新产品、关键技术为核心，促进司属企业知识产权数量和质量稳步提升，使这些老字号名方焕发新的活力，更好地造福人类。至今为止，有效期内的发明专利有464项，实用新型专利69项，国家级保密处方1件（奇星华佗再造丸）。

以"全球最长寿药厂"陈李济及其"镇厂之宝"舒筋健腰丸为例。"文兼火武调元手，药辨君臣济世心"，这是陈李济400多年来一直严守的制药宗旨。其舒筋健腰丸正是"君臣佐使"理念的最佳实践者，是一味补益肝肾、强健筋骨、驱风除湿、活络止痛的良药，开创了我国专药专治腰间盘突出的先河。

陈李济舒筋健腰丸从"肝肾亏虚、血不养筋"的医理出发，严格按照陈李济创立人之一的广东名医李升佐400年前组方配伍，其中"黑老虎"正是舒筋健腰丸古方的君药代表。

据《中华本草》记载，黑老虎行气止痛、散瘀通络的功效极佳，由于其有着对风湿痹痛、跌打损伤、骨折等极佳的治疗效果，传统中医都将黑老虎视为治疗腰椎间盘突出的首选良药；而因为黑老虎仅生长在岭南地区海拔1500—2000米的山地疏林中，极难采摘，也因此尤为珍贵，在民间即有"一株黑老虎，十棵好人参"的说法。

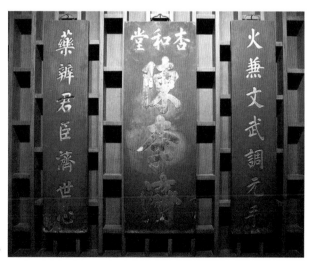

陈李济制药宗旨

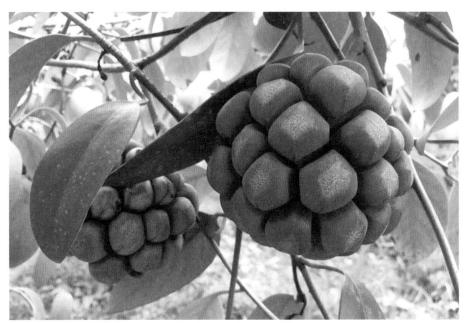

舒筋健腰丸占方中的黑老虎药材

　　陈李济舒筋健腰丸还是中药现代化的代表。为生产舒筋健腰丸，陈李济专门引进了世界领先的"大孔内脂吸附技术""超临界二氧化碳萃取技术"和喷孔烘干技术等，同时应用于生产。最新的剂型"浓缩水蜜丸"，不但具有高效、长效、速效的疗效优势，而且确保了原有中药的活性，服用安全，无任何毒副作用。

二、西医治"人的病"，中医治"病的人"

　　西医药学诊治疾病把诊治"人的病"放在第一位，中医药学诊治疾病是把诊治"病的人"放在第一位。

　　举例来说，对持续高热的病人，西医往往用多种抗生素进行治疗，但是抗生素虽然有用，却不是什么情况下都适用的。抗生素的滥用已然成为中国乃至全世界的问题。

　　据世界卫生组织统计，全球住院患者中，应用抗生素药物的人约占30%，抗生素药费占全部药品支出的15%—30%。就我国来看，目前仍极缺乏对抗生素的科普，患者对抗生素正确使用的认识还不够。不少患者在看病时甚至会主动要求开抗生素，放家里备用。有些患者甚至一有感冒症状，就自己随意吃抗生素，或者一到流感季节，自己就先吃一些抗生素预防疾病。

事实上，这种做法既不利于健康，又增加了额外的医疗费用。滥用抗生素会影响肝肾功能和消化道功能，对人体的体质很不利，还会导致免疫系统弱化和细菌抗药性增加。

中医认为，此类病人虽然体温高，实属假热真寒，应用甘温去大热的方法治疗，停用抗生素而用温补药。所以，西医看病，中医看人。中医药是"治疗得病的人"，而西医则是"治疗人得的病"。

西医专家马伯英教授，后来改学中医，与英国著名科学史研究专家李约瑟合编《中国科学技术史》一书。

他认为，中医学是研究以自然和社会生态状况及个体自身的心理变化影响于人体健康和疾病的规律，并且形成了能够指导临床诊断、治疗、预防的一门学科。

2003年的"非典"是新世纪人类遭遇的第一场瘟疫灾难。

面对这种病毒，西医采用微观、精确的方法寻找SARS（严重急性呼吸综合征）的病原体，然后运用技术开发能杀灭它的药物；中医则用整体辨证的方法，认为不管它是什么病毒病菌，都是一种邪气，用药主要增强体内的正气，让机体的正气营造出一个病毒不能生存的内环境从而消灭病毒。

17年后，2020年初在新型冠状病毒肺炎治疗过程中，出现了惊人相似的一幕，当西医面对这种陌生的病毒一筹莫展时，中医以"扶正气，驱邪气"为理念的治疗方案，再次取得了较好的疗效。

【案例】在中国的战"疫"方案中，发挥中医药优势、坚持中西医结合是最显著的特征之一，中医药治疗新冠肺炎的明显疗效正在被越来越多人认可。

广药集团积极发挥拥有10家国家级科研平台、20位院士专家和国医大师的优势，发挥中医药"治未病""扶正祛邪"的作用，研制开发预防产品。王老吉、采芝林联合广东省中医院，根据不同人群的体质成功研制出了"一号预防方"凉茶和"二号预防方"凉茶，用于预防新型冠状病毒肺炎、流感病毒。通过采芝林智慧代煎系统生产出来的首批50 000份预防方在疫情发生之初就捐赠给了广东中医医疗队、湖北省中西医结合医院、武汉雷神山医院。

广药集团神农草堂、采芝林药业还根据首届国医大师、江苏省新冠肺炎诊疗方案制定者周仲瑛教授的组方，开发了中药防疫香囊，发挥了中医药"芳香辟

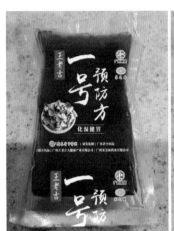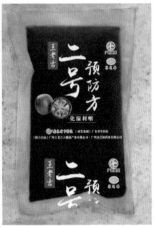

广药集团"流感病毒中药预防方"凉茶

秽、化浊解毒"的优势，2020年销售超过50万个。

疫情来袭，世界各国纷纷将目光聚焦在中医药的应用上，中医药力量进一步为世人所知晓和接受。

匈牙利是欧洲第一个煮大锅中药进行预防的国家；

伊朗卫生部门和医院参考和利用了中方专家提供的临床经验和治疗方案，如康复患者血浆治疗以及中药治疗方案等；

英国对提高免疫力的中药需求快速上升；

美国纽约等地区用于缓解流感症状以及增强免疫力的中药大受欢迎，纽约民众抢购中药，板蓝根、金银花等中药已出现脱销现象；

在疫情严重的意大利，中药也成为部分市民的首选；

德国研究人员称武汉建议使用中药"是有道理的"，它应与西药结合使用。

经此一"疫"，中医药必定会得到人们的普遍关注，国际化的步伐将进一步加快。古老的中医药文化正以矫健的步伐迈向未来。

三、西医的"治病"技术

（一）科学分析

西医以解剖学实证为基础，研究人体患病的状况；以现代物理、生物、化学知识，解读认知人体内的种种现象；以消除致病因素（病菌、病毒及生化伤害）为主要治疗手段。

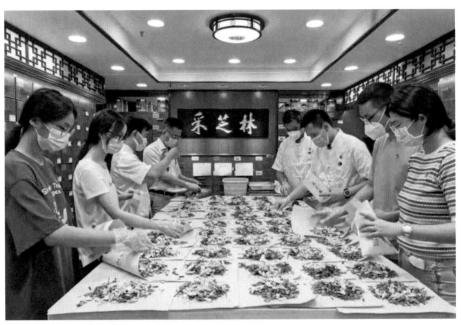

广药集团旗下采芝林员工正在制作"粤抗一号"

现代医学告诉我们：人是由若干系统组成
的，每个系统包含若干个器官，器官由各类细
胞所构成，细胞的功能活动可还原到生物大分
子的水平上……

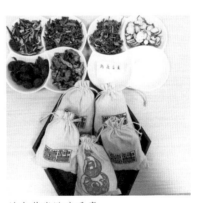

神农草堂防疫香囊

通过对人体的每一个局部进行形态和功能
的分析，并对这些分析的结果进行累加，便可
最大限度地认识人体和人体疾病的本质。

西医最显著特点是对身体进行全方位的检
测，用现代化仪器手段对身体各个部位进行量
化分析。

例如，用显微镜来探索肉眼看不到的细
胞、微生物等；核磁共振可以在不解剖身体的
情况下，判断身体各个部位精确的肌腱、骨头
病变；通过细菌分析，将其分类详尽到几百万
种，从而研制针对性较强的杀菌药物等。

（二）量化定性

西医另一个显著特点，即用现代化仪器对患者的血液、体液等进行量化分析，制定出疾病性质的定性标准，医生用这个标准确定患者目前的身体状况和所患疾病性质。

西医在实证哲学的指引下，其诊治结果都能得到实证的支持，清楚、确定、明白、易懂。它对疾病的诊断，有种种明确的生化物理指标支持，诊断与治疗的操作，都有绝不含糊的明确步骤，疗效也可预见。

病患手中的化验单，非常详尽地提供了进行检验的各种数据。当患者某一项数据高于或低于由经验或权威制定的某一种参考数据，化验单上会标示出向下或向上的箭头，确定某些指标属于阳性或阴性。医生以此作为依据，制定治疗方案。这些都是在量化定性理念的指导下完成的。

用化验的检测数据方式来确定疾病的严重程度和性质，具有科学化、标准化、简单明了的优点。所以，它能借助不断发展的现代科技手段，不断提高医疗操作的精准度，从而不断改善疗效。

（三）消除病症

现代化仪器提供身体症状后，西医据此得出患者得某种"病"，为减轻患者的痛苦，便须消除这些病症。

例如，病人到医院看病，仪器检测告知血压高，医生便降血压；血糖高，便降血糖；发烧便打退烧针；有炎症便开抗炎药；疼痛便开止痛药。

总之，西医的诊治围绕着一个目的，那就是为患者减轻、消除症状。

（四）针锋相对

与消除病症相孪生的，是与疾病"针锋相对"的西医治病理念。

即凡是对身体有害的病菌、细胞、因子、抗原等，西医均采取各种手段和方法进行消灭。

但是，凡是对抗性质治疗措施，都是要付出代价的，而且有些代价是非常沉重的。有时会出现"杀敌一千，自损八百"的局面。

在治疗癌症方面，就存在着"和平共处"和"对立消灭"两种理念。

现代医学证实，每个人身上都有癌细胞，虽然同时存在于体内，但在免疫系统的牢牢控制下，只能在体内"安分守己"。

若免疫细胞的平衡被打破，癌细胞便通过无限增殖、侵蚀和转移，使得原先正常的器官或组织内各种细胞成分被破坏，最终被各种癌细胞占据替代。

手术、放疗、化疗、生物治疗等，都是在西医"对立消灭"理念的指导下产生的治疗手段。目前西医治疗癌症患者多半是能切就切，晚期无法手术的就用放疗或化疗来杀死癌症细胞。

然而这些手段是没有选择性的，就算是那些新研发的靶向药物也依然会对人体具有正常功能的免疫细胞有损害。这些从长远角度来看不一定能延长患者的寿命，也未必能提高患者的生活质量。反而相当一部分癌症患者由于过度治疗缩短了寿命，极大地降低了生存期限与生活质量。

四、中医的"治病"原则

中医在几千年的文明进程中，总结出众多优秀的治病理念，这些治病理念归纳起来，就是医学界公认的"天人合一"的整体性理念。

中医整体性理念是中医关于人体自身的整体性、人体的结构与外部环境相统一的思想。中医治病艺术体现在："防重于治、治养结合、阴阳平衡、标本兼治、和平共处"等原则。

（一）防重于治

《黄帝内经·素问·四气调神大论》云："是故圣人不治已病治未病，不治已乱治未乱，此之谓也。夫病已成而后药之，乱已成而后治之，譬犹渴而穿井，斗而铸锥，不亦晚乎。"

过去的圣人懂得未病先防的道理。因为当我们身体紊乱了才去调理，有病了才去吃药，如同口渴了才去挖井找水解渴，打仗开始了才去做工具，已经太晚了。

"千里之堤，毁于蚁穴。"中医认为，任何重大的疾病，都是一步一步地由小到大积累起来的，有病再去求治，已经是下策。不但疾病难以治愈，而且会影响人的正常寿命。所以，我们应该在没有疾病时去预防它。

例如保持有益的运动，就是防病重于治病的一个重要方法。我国祖先创造的太极拳，能起到未病防病，已病康复，重症防变、减轻的神奇效果，连美国科学家都赞美其为近乎完美无缺的运动。此外，饮食有度、避免过于劳累、节制性生活等方式，都是防止疾病发生的有效措施。

（二）治养结合

慢性病三分治七分养，是我们祖先对治养结合的最好总结。

三分治七分养，就是治病、养病相结合。所谓慢性病，是人体身体的皮肤、肌肉、肌腱、骨膜、骨头、内脏有了病变，发生了炎症、病痛，必须通过有效的手段来康复。治病的目的是通过各种手段打通经络、汗腺、毛细血管网等，为病灶康复创造条件。

除了通过现代医学的手术直接将器官异体移植外，任何外来的药物、食物都不能直接取代身体的细胞和组织。

现代医学证实：人体有强大的自我修复功能，能产生一种"形状修复记忆细胞"，对身体损伤的细胞、组织进行自我修复。皮肤、肌肉不小心被割伤以后，一段时间后伤口就会自行愈合。手指甲或脚趾甲断裂了，也会渐渐长出来。虽然骨头又硬又脆，但也有强大的自行愈合的能力。一旦发生骨折，断裂处会形成一种软组织，把断裂的两端暂时接合起来，然后，软组织再逐步转化成致密坚实的骨组织，使骨头恢复原来的形状和大小。

自我修复过程需要靠修养来完成，恢复的快与慢，取决于修养的质量。仅仅靠修养，也不能解决问题。所以，治疗不能代替修养，修养也不能代替治疗。

例如，当身体出现气机运行阻滞，经络不畅、血脉不通，导致胸痹胸闷、心前区刺痛的"气滞血瘀"症状时，容易诱发心脑血管疾病，危害人的健康。除了要保持良好的情志、坚持以运动锻炼等方式进行修养，从而促进气血运行之外，还可以通过服用复方丹参片等对症药物来治疗，达到疏通气血的作用。

（三）阴阳平衡

"天人合一"就是人与自然的和谐与平衡，也包含人体本身脏腑、器官、系统内部的平衡。同时还包含脏腑与脏腑之间、脏腑与器官之间、器官与器官之间、系统与系统之间的平衡。

当人体某一方面的平衡被打破，即会出现某方面疾病，甚至由局部影响到全身。一个器官、一个系统出了问题，全身的器官和系统都会有反应。例如，人体的胃肠系统主吸纳，即全身的营养、能量都要依靠它们来提供。胃肠系统一旦受到伤害，吸收营养的能力降低，全身就会出现营养不良、骨质疏松等症状。

又如，肾脏主排毒，肾功能出现障碍，血液中的毒素增加，人体四肢百骸的肌肉细胞组织、所有器官都会出现中毒症状。

人体健康与否，除自身的平衡外，人体与自然环境的平衡亦十分重要。中医既强调人体本身是一个整体，又强调人与自然环境密切相关，运用阴阳五行学说解释生理、病理现象，指导诊断与治疗；把阴阳的对立统一看成是宇宙间万事万物产生、发展、变化的普遍规律。

我们把环境比喻为"阴性"，把人体比喻为"阳性"，什么样的温度适合自己居住，不会引起上述现象？从深层次讲，是人与环境的平衡问题。

人体在正常情况下"阴""阳"两个方面是平衡的，一旦这种平衡被破坏，就会生病。例如，长期居住在阴凉潮湿的环境中，寒气对身体的侵袭造成皮肤表面的毛细血管网的通过能力降低，容易产生气滞血瘀现象。解决问题的方法，就是改善或者离开失衡的环境。

（四）标本兼治

标，是指表面的病征，如发烧、头晕，是身体的表面症状。

本，是指引发病征的源头，即造成发烧、头晕的具体原因。既要解决问题的表面症状，还要找到并且根除引发疾病的原因，才能彻底消除疾病。

中医讲究"辨证施治"，是标本兼治的重要内容。一种病可能有多种表征，不同的病可能有相同的表征，同一个人可能有一种以上的病症，要从表征上准确判断病的本质。"辨证"就是通过现象去寻找疾病的本质，"施治"就是采取治疗措施。

（五）和平共处

现代医学证实，人体的免疫系统主要功能表现为免疫防御、免疫监视、免疫自稳，主要作用是清除病原微生物及其他抗原、清除突变细胞（包括肿瘤细胞）、清除病毒感染细胞、清除衰老或损伤细胞。一旦免疫系统受到损伤，功能、作用就会降低，免疫细胞甚至会产生基因突变，产生侵犯自身组织的有害抗原，体内的"毒素"也就越来越多。

纽约大学的微生物学家马丁·布拉瑟用防洪堤来比喻："如果防洪堤足够高，那再怎么下雨也不会有洪水，但要是没有防洪堤，雨水就很容易泛滥。"用药物去清除"毒素"，仅仅是一种治标不治本的行为。不但无法从体内根除疾病，反而会对正常的细胞、脏器官、免疫系统造成新的伤害，病情可能会越来越严重。

中医"和平共处"的艺术就是，既然我们无法消灭这些有害的细胞、抗原，那么，我们就与它们和平相处。"不知病而只辨证，不抗击病而去调理扶正"，就是"和平共处"的最好解释。同时，最好的方法就是锻炼好体质，提高自己的免疫能力。

所以我们要筑好身体的防洪堤，让洪水猛兽无法侵害自己的身体。

【案例】有许多案例可以说明，中西医结合对疾病进行诊治，能够有效地达到"提升健康水平，降低医疗费用"的终极目的。

前文提到，白云山复方丹参片作为活血化瘀、理气止痛的中成药，可用于气滞血瘀的症候，临床用于冠心病引起的心绞痛已有多年的用药史，有很好的治疗效果。

中山大学附属佛山医院心内科主任医师吴蔚，对能改善血管性老年痴呆症与心脑血管疾病的白云山复方丹参片予以高度评价："该中成药可以长期口服，患者受益多，风险很小，值得临床推广使用。"

诺贝尔奖得主、美国著名医学家斐里德·穆拉德博士也选择《白云山复方丹参片防治老年痴呆的作用机理研究》作为其首个中药的科研项目，助力白云山复方丹参片的二次开发。

运用中西医结合，还能够有效降低相关疾病的医疗费用支出。

仍然以老年痴呆症为例。据《医药经济报》报文章，经济负担是老年痴呆症给患者及其家属和社会带来的首要压力，国内一项调查显示，我国老年痴呆患者人均年花费高达13.2万元人民币。随着老年痴呆患者年龄的增加，老年痴呆相关费用也明显增长，按照我国AD患病率逐年增加的趋势推算，2050年我国老年痴呆所导致的经济负担将高达49 230亿元。

"中医药兼有预防和治疗、毒性低、副作用少等特点，适合用于老年痴呆的治疗。"湖南中医药大学第一附属医院脑病一科科主任、湖南省医学会神经病学专业委员会委员周德生表示。

周德生说，老年痴呆属于慢性疾病，需要长期服药，西药效果获益时间至少需要6个月，期间很多患者因为无法耐受西药的不良反应而被迫撤药。中药毒性低、副作用少，可以长期服用，患者依从性相对较好，并且很多中医药如中药汤剂、针灸作用靶点多，兼具养生和治疗效果，可以预防或者治疗其他疾病，对患者来说可谓"一举两得"甚至"一举多得"。

周德生指出，"以白云山复方丹参片为例，产品从治疗慢性病角度看具有药效优势，拥用双'GAP（中药材生产质量管理规范）'河南方城丹参和云南文山

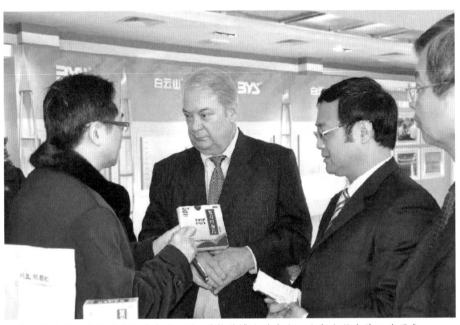

诺贝尔奖得主、美国著名医学家斐里德·穆拉德博士助力白云山复方丹参片二次开发

三七，保证药材地道。更可贵的是，白云山和黄（中药）注重工艺创新，制粒独到，普药精致，先后获得了防治老年痴呆症专利、指纹图谱技术控制质量专利、有效成分科学配比等多项专利，并且投入市场前期已经做了大量动物及多中心临床试验验证，投入市场后收效反映明显。"

从价格方面考虑，老年痴呆属于慢性疾病，白云山复方丹参片日均费用只需1.5元，有助于患者长期规范服药，按三个月一疗程服用，效果更明显，还能够明显地帮助患者降低医疗费用。

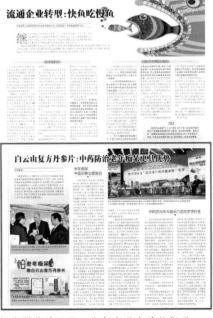

知名媒体关于白云山复方丹参片的报道

第四节　生病了，看中医还是看西医？

生病了，我们该看中医还是西医？

中医好还是西医好？

中西医结合如何理解？

这是当下病人们最为纠结的几个问题。这需要从医学的本质说起。

需要明确的是，无论是中医还是西医，最终的目的都是提升健康水平、降低医疗费用，为全人类带去福音。

一、中西医学人文精神的认同

自古以来，医学一直被认为是具有深厚人文传统的一门学科，医生是一门富含人情味的职业。

中国古代，医学被称为"仁术"，医生被誉为"仁爱之士"，行医治病、施药济人被认为是施仁爱于他人的理想途径之一。

《本草纲目》序言称："夫医之为道，君子用之以卫生，而推之以济世，故称仁术。"在西方，古希腊医学家希波克拉底认为"医术是一切技术中最美和最高尚的"。

很多文艺复兴时期的杰出医生都是人道主义者和文学家。医生们来自富裕的

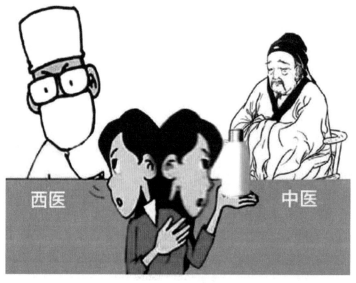

对于中西医的选择

阶层，在大学接受教育。

医学人文精神传统不仅在医生的治疗活动中延续，也凝结成稳固地体现慈善、博爱精神的医学建制——医院。

在医学史上，无论中外，医院的兴起无不与仁爱、照顾和关怀相关。

古罗马时期的一位慈善家，为护理贫病交加的患者，变卖了自己的财产，创办了第一家医院。

我国北宋时期文学家苏轼，在疫病流行期间，为照顾无家可归的病人，创办了"安乐病坊"。

还有欧洲中世纪的"修道院医院"以及法国大革命时期兴办的"普通医院"，都以照顾和医治贫困病人为己任，充溢着人道主义的关爱之情。

【案例】"悬壶济世"人文精神的由来

据《后汉书》的记载，东汉时期，有个叫费长房的人，很想学习医术为人治病。有一次，他在街上遇到一个医术高明的老翁，凡吃过他的药的病人，都能立即见效，药到病除。

于是，费长房就想拜老翁为师。他悄悄跟在老翁身后，最后只见老翁突然化作一道烟，钻进了一只挂在酒店墙上的葫芦内。于是，第二天费长房在那家酒店里靠近葫芦的位置准备了一桌上等筵席，恭候老翁出来。

果然，不多时老翁便从葫芦内跳了出来，费长房立即磕头跪拜，拜师求教。老翁见费长房诚心求学，就收他为徒。之后，费长房为纪念老翁，行医时总是将一个葫芦挂在身上，"悬壶济世"由此而来。

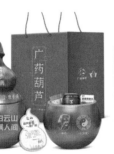
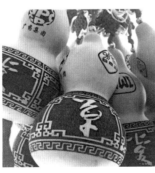
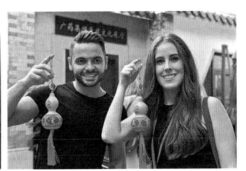

广药葫芦 　　　　　　　　　　外国友人在神农草堂学习葫芦文化

因此，后来人皆称卖药的、行医的为"悬壶"，美称医生职业为"悬壶济世"，历代医家行医开业则以"悬壶之喜"等为贺。时至今日，仍有不少行医者悬葫芦在诊室当作行医的标志，这种做法更被众多药店、药企等沿用。

在众多药企中，广药集团与"悬壶济世"的葫芦文化就有着不解之缘，并深入挖掘葫芦"吉祥、福禄、健康"的深层寓意。

二、中西医结合共同促进人类健康

（一）什么是中西医结合

"中西医结合"这一概念是1956年毛主席发表关于"把中医中药的知识和西医西药的知识结合起来，创造中国统一的新医学新药学"的讲话后，在我国医学界被提出的，首见于《人民日报》1959年1月25日《认真贯彻党的中医政策》社论，此后得到中国医学界普遍认同和运用。

俗话说："不管白猫黑猫，能抓住老鼠的就是好猫。"中西医结合理念就是不论中医还是西医，能看好病的就是好医生。

（二）实施"健康中国"战略鼓励中西医结合

2018年，李克强总理在政府工作报告中提出"实施健康中国战略，支持中医药事业传承创新发展，鼓励中西医结合"。

党的十九大报告提出"坚持中西医并重，传承发展中医药事业"。

《2018年世界中西医结合大会宣言》提出"中西医结合，为构建人类健康共同体而奋斗"。

近年来，我国的中医药、中西医结合在基础研究与临床实践中都取得了丰硕成果。全国各地都设立了中西医结合的学术机构，开展中西医结合各学科的学术活动。很多中医药大学设有中西医结合系，培养中西医结合学生，将来都从事中西医结合工作。很多省市有中西医结合医院，开展中西医结合业务。

（三）中西医学有互补的必要性

成立于1981年11月的中国中西医结合学会（原名"中国中西医结合研究会"，1990年改为现名）首届理事长季钟朴指出："中西医学的结合必须采取比较分析的方法，在共同的基础上取长补短地结合，也就是互补性结合。"

冯泽永在《中西医学比较》中指出临床中西医互补的几种形式，包括"西医辨病与中医辨证结合诊治"和"西治中调，优势互补"，此外，方法互补促进创新，临床互补提高疗效，预防互补，保障人民健康。

（四）中西医辨证与辨病相结合

症状和体征是中医辨证的基本素材。素材越丰富、越深入，辨证越精准。体征没有中、西之分。

科学在不停地发展、进步，病人的体征在不断地增加，医学界对其也有新的发现。把现代科学技术如B超、CT、核磁共振、导管技术、各种实验室技术等所得的结果作为体征资料，纳入中医辨证的范畴内，是中医的发展和进步，是中、西医汇通的第一步，也是一大步。

国医大师朱良春认为，辨证论治与辨病论治相结合应成为现代中医重要的选择之一。"辨证与辨病相结合"实际上是把一个病人身上的体征给人为地分开，分为中医部分和西医部分。

通过辨病思维来确诊疾病，就能对某一疾病的病因、病变规律和转归预后有一个总体的认识。再通过辨证思维，根据该病当时的临床表现和检查结果来辨析目前处于病变的哪一阶段或是哪一类型，从而确立当时该病的"证候"，然后根据证候来确定治则治法和处方遣药。即通常所说的"先辨病，再辨证"，"以辨病为先，以辨证为主"的临床诊治原则。

（五）中西医结合救治新冠肺炎

在2003年抗击"非典"的过程中，中西医结合的治疗方式曾发挥了重要作用，被世界卫生组织评价为"安全有效的途径"。

2020年面对新冠肺炎疫情，中西医结合治疗的独特优势再一次有力地显现了出来。

中国中医科学院名誉院长、天津中医药大学名誉校长张伯礼在接受媒体采访时表示，治疗新型冠状病毒肺炎，中医药可以全疗程、全方位发挥作用，中医西医各有所长、各有侧重，中西协同救治病患显得尤为重要。因为抗击疫情贡献突出，2020年8月11日，张伯礼被授予"人民英雄"国家荣誉称号，他指导中医药全过程介入新冠肺炎救治，取得显著成效。

这一光荣，不仅是张伯礼的，还应该是中医药的，这一事件也进一步证实了国家对中医药学界的肯定与重视。

中医药防病治病通过"扶正祛邪"和"三因制宜"进一步阻断疾病的发生发展。"扶正"就是提高人体抵抗新冠肺炎病毒的免疫力，"祛邪"就是通过自身

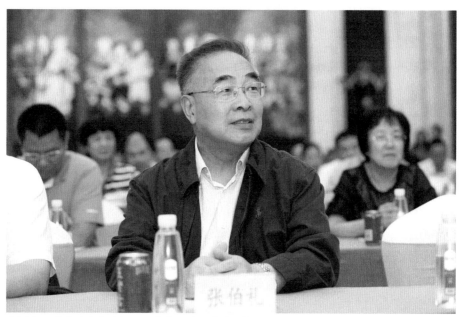

中国中医科学院名誉院长、天津中医药大学名誉校长张伯礼

正气和中药的辅助将体内病毒赶出体外。"三因制宜"就是要因人、因地、因时遣方用药。

据了解，武汉红十字会医院和湖北省人民医院的四川中医团队累计收治230例病患，其中重型或危重型达158例，经中医药为主的中西医结合治疗，症状明显改善的138例，已出院或达到出院标准的98例。截至2020年2月24日，"新冠1号"在湖北全省共治疗新冠肺炎确诊患者151例，服用"新冠1号"以后有30例治愈出院，36例症状消失，59例症状改善，还有11例症状平稳，有效率达到了90%以上。同时，"新冠2号""新冠3号"对于新冠肺炎确诊患者同样具有良好的疗效，绝大部分患者服用以后病情都得到了不同程度的缓解。

除了介入治疗，在本次新冠病毒的预防方面，中医也发挥了强大的作用。四川省中医院院长、教授谢春光介绍，阻断传播途径方面，四川很多地区中医院使用艾叶熏蒸的方法是有作用的；易感干预方面，类似五禽戏、八段锦等强身健体操，在四川及湖北医疗队均有运用，这对增强体质、提高免疫力、提高正气是有作用的。2020年2月，在成都市开展的2万多例社区居民中医药防控技术研究初步结果显示，服用中医药预防的人群尚没有1例出现感冒症状，对健康人群中的易感人群，采用中医药防治确实可以提高人群的抗病能力。

三、中医疗效的典型案例

几千年来，中医一直守护着中国人的健康。

【案例1】晚清时期，西医大规模输入中国，并逐渐占据主导地位。在"五四"新思潮的冲击下，知识界批评中医愚昧落后之声日渐高涨。在西医界看来，中医不具有科学精神，在日本留过学的西医余岩借势发难。

1929年2月，中医被冠上"愚昧落后、不具有科学精神"的帽子后，曾经被国民政府废止过。1929年"取缔中医案"引来了国人的一片骂声。

当时北京"四大名医"中的两位——施今墨和孔伯华等组织华北中医请愿团，联合各省中医到南京请愿，并向汪精卫严正提出：找十二个病人，你们先挑六个，用西医治；剩下的六个病人交给中医治，如果我们输了，再谈取缔中医的事。孔伯华和施今墨分到了六位分别患有高烧、咳喘等症的病人。结果，中医治疗的效果十分显著，病人迅速恢复了健康。

【案例2】人民日报报道过李宁先教授自学中医自救的故事，其实每个人都可以当好自己的"保健医生"。

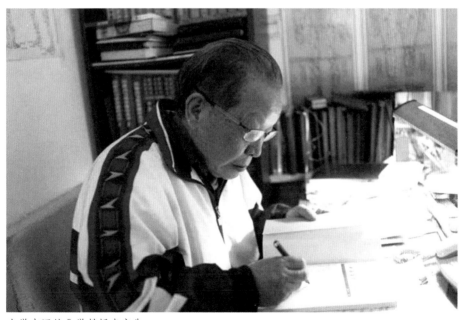

自学中医的化学教授李宁先

李宁先，1962年毕业于武汉大学化学系，曾在中国科学院大连化学物理研究所、武汉大学化学系和应用技术研究所、深圳市爱华计算机系统工程研究所工作，是一名20世纪90年代到深圳特区创业的高级知识分子。

李宁先教授退休前一直从事化学和计算机信息处理的科学研究工作，对西医用化学手段检查、诊断疾病的方法体系有所了解。60岁退休后因积劳成疾多次入院，也在医院里经历了西医的全套治疗过程，医院曾经几次为他下了病危通知。西医对他的病已经无能为力了。

他毅然放弃治疗，回家自学中医，他病危回家通过自学中医不但治好了自己和夫人的重病，还应亲朋好友请求治好了一些被西医放弃的朋友的重病。

从某些方面来看，中医与现代科学确实"不对口"，比如中医以"气"立论，现代科学里无论如何也找不出"气"这种物质。又如，关于经络与针灸，现代科学至今也得不到解剖学上的证实，但很难否定针灸的疗效和经得起考验的事实，就连海外国家也越来越认可这一点。据美国《侨报》报道，中国传统医术针灸正逐步受到美国军方的重视。美国陆军医疗司令部高薪招聘中医针灸师为官兵解除病痛，同时针灸也被纳入了陆军跨学科疼痛研究的范畴。

事实证明，中医干预的疗效是确实存在的，只是关于其起作用的原理，现代人的认知尚未能完全解释。纵观人类文明史，引力等无形的存在，在没有得到证实之前，人们也不会相信它确实存在。而引力就在那里，不管人类认不认识它，它依然发挥着亘古不变的作用，不以人的意志为转移。

其实仔细想一想，"科学的"难道就永远是"科学"吗？什么时候"科学"变成了一个形容词，它背后代表的究竟又是什么？"神秘"指的是人类认识还不完全的事物，但并不能用来否认客观存在。科学，其实是在探索未知，而不是在否定未知。

四、何时看中医？何时看西医？

中西医汇聚是应对全球健康挑战的必然选择，中西医融合犹如武侠小说中的"双剑合璧"，将建立起融汇双方优势的现代医学体系，促进医学科学发展进步，产生一加一大于二的效果。

那么对于中医药治疗介入时机如何把握呢？应是早期介入，全程参与。

还是以新冠疫情的防治为例：

全小林院士认为整个中医药的疫情防控必须做到"关口前移，重心下沉，早期介入，全程干预"。中医药干预不仅在初期及轻症患者中有效，而是全程干预。充分运用物理治疗等非药物疗法帮助患者恢复。

广东中医医疗队提出："中医药早介入能阻止向重症转化，在危急重症的救治上起到很重要的作用。"

张伯礼院士指出：中医药抗疫全过程介入救治，对新型肺炎的中度、轻度病人，经过中药治疗容易痊愈，中度病人向重症转化明显减少；对重度、危重度病人，可以稳定症状及指标，有一定治疗作用；对恢复期病人，后期用中药治疗避免一些后遗症。

中医学对于疫病的防控应及早介入、全程参与，这源于内经的"治未病"思想。具体包括"未病先防""欲病救萌""既病防变""瘥后防复"。

未病先防，指平素重视养生之道、增强体质，中医古籍云"正气存内，邪不可干""虚邪贼风，避之有时"。对于预防传染病，则需戴口罩、勤洗手，少外出、少聚集，从而"避其毒气"。

欲病救萌，指早发现、早诊断、早治疗、防微杜渐，可服用中药将疾病扼制在萌芽状态，所谓"上工救其萌芽"。

既病防变，指"已病"状态要掌握其传变规律，用中医药及时阻止病程进

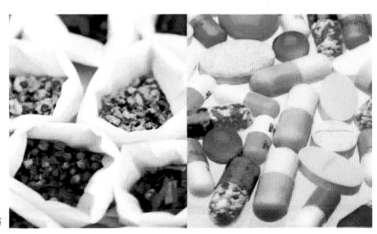

中医药和西医药

展，防止其肆意蔓延，向危重阶段转变，若等到邪气深入，出现变证时才治疗，就不那么容易了。瘥后防复指防止疾病已愈后复发，防止产生后遗症。

中西医结合治疗的结果，大大降低了死亡率，帮助中国在短短的2个月时间内，抑制了疫情的蔓延，积累了抗击新冠病毒的中国经验。

虽然中西医在很多病上疗效相近，但对于一些具体领域，中西医确实有一些各自擅长的疗法。掌握了其中的规律，在选择中西医的问题上，民众就能更加方便准确地加以判断。以下通过资料搜集、整理归纳，汇总成表格的形式，对"我们应该怎么选中西医"的问题进行回答和展现，以飨读者。

疾病类别	疾病名称	首选中医	首选西医	中西医皆可中西医结合	医治方法
亚健康	偏头痛	√			偏头痛大多没有病因，属于功能性紊乱。首先检查明确病因，在排除器质性问题后，采取中医调理
	失眠	√			失眠大多属于功能性紊乱，中医可从气血、阴阳等角度辨证治疗，有较好的疗效。镇静安眠类的西药容易导致依赖，只能短时间服用
	其它亚健康	√			西医生化检查等指标没有异常的状态，如体质虚弱、心情烦躁、疲劳乏力、头晕目眩、精力不足、食欲不振等亚健康症状，都可通过中医进行调理，做到提早预防、防止加重

（续表）

疾病类别	疾病名称	首选中医	首选西医	中西医皆可 中西医结合	医治方法
常见病	感冒			√	首先西医检查，尤其是高热不退、咳嗽、头痛等症状比较重的，更应先查查血常规、胸片等，明确病因，有利于指导用药。绝大多数感冒属于病毒感染，但有时会伴有细菌感染。在抗病毒治疗方面，中药更有优势，在细菌感染方面，西药抗菌治疗针对性更强
	鼻出血			√	首先检查明确病因，排除器质性问题（比如外伤、肿瘤、畸形、血液病等）后，行中药调养
	眼科疾病	√		√	西医在检查、手术矫正、眼科制剂等方面有较强优势，中医在改善症状如眼干、眼睛肿痛等方面有辅助作用
	口腔疾病		√		西医牙科相关医疗器械完善，在手术矫形、治疗等方面优势明显。一些非器质性病变如口腔溃疡、牙龈肿痛等则可选择中医治疗
	消化不良	√			通过调理脾胃整体辨证治疗，效果更为巩固
	便秘	√			首选中医调养，西药治疗较短效，作应急措施，且过多服用泻药易造成药物依赖
	颈椎病	√			选择正规中医医院进行中医推拿理疗是治疗该病种的一大特色，配合中药调养，更有优势
	腰椎间盘突出			√	西医主要在手术治疗方面有优势，更多情况下中药配合理疗效果较好
	面瘫恢复	√			中医针灸配合理疗效果比较可靠
	心脑血管疾病（高血压病、心脏病、中风、脑梗死）		√		西医在控制血压、改善血管梗阻方面有可靠的疗效。中医药主要在改善患者具体症状方面发挥作用，可配合治疗

（续表）

疾病类别	疾病名称	首选中医	首选西医	中西医皆可 中西医结合	医治方法
皮肤病	青春痘			√	西药在消炎、控油方面起效快，副作用亦同样明显，不宜久用；中医从全身调理，作用缓和但持久，可中西医结合治疗
	白癜风			√	西药主要在局部用药、激光治疗方面有特色；中医依靠辨证论治，进行全身调养。治疗需持续
	带状疱疹			√	属病毒感染引起，西医针对病毒无特效药物。中西医疗效差不多，需要注意防治并发症及后遗症
	脚气			√	西医针对性的抗真菌药物外用效果不错，但对于顽固病例，中西药配合起来，治疗效果更佳
	特发性脱发、斑秃	√			一般病因不明，西医不易治疗。中医从气血不足、脏腑虚损、痰湿瘀热等角度出发辨证治疗，有一定疗效
	湿疹、皮炎等过敏性皮肤病			√	视检查确定具体治疗方案。对于过敏原因较明确的过敏性疾病，如接触性皮炎、药物性皮炎等，用西药迅速控制病情、避开诱发因素。对于病因比较复杂、容易反复发作的疾病如湿疹、慢性荨麻疹等，在西药控制病情的同时，需配合中药长期调养

（续表）

疾病类别	疾病名称	首选中医	首选西医	中西医皆可中西医结合	医治方法
妇科病	感染类疾病（如盆腔炎、阴道炎等）			√	对于急性发作期、致病微生物明确者，西药抗感染治疗见效快。对一些慢性反复发作性炎症，中医药疗效更好
	不孕不育			√	首先应该仔细查找病因，再确定找中医还是西医。属于输卵管阻塞等有明确器质性病变的，西医治疗较好；大多数功能性病变引起者，中医药调理有独到之处
	原发性痛经	√			中医辨证施治效果较好
	月经失调	√			多数为功能性失调，用中药调养效果更明显
	更年期综合征			√	西医治疗对一些人群较为明显，中医长期调理更加安全
儿科病		对于慢性病调养期，可选中医；中医推拿等	对于新发疾病，首选西医明确疾病性质，迅速控制病情		儿童疾病一般起病急、病情变化快，中医西医各有优劣
肿瘤等大病			√	√	此类疾病的关键在于早发现、早治疗。首选西医，明确疾病的性质及进展，西医手术、放化疗方面的治疗效果确切，尤其是肿瘤早期，但手术及药物的毒副作用也与疗效呈正相关（即疗效越好，副作用越大），根据专业医师的建议权衡利弊。中医药在改善临床症状、减轻药物毒副反应、提高患者生活质量方面有作用
复杂慢性病	慢性肾炎、风湿病、中风后遗症等	√		√	西医可能会采取激素治疗，有一定的副作用。中医通过辨证选方，喝汤药或针灸，能取得良好效果，对肝肾功能损害小

从上面的资料我们可以看出，不同的病，中西医各有所长：有一些病应该更加注重调理，就不应该跑去看西医；有一些症状更加适合西医，则应该果断选择西医。急性病、意外伤害、器质性病变等一般首选西医；慢性病、退行性疾病及亚健康状态应首选中医调理加营养补充。具体总结如下：

1. 宜看中医：

某些病毒性疾病；

对西药过敏者；

功能性疾病及心理障碍；

一些老年慢性疾病；

大病初愈及慢性疾病的调理；

某些妇科疾病；

某些儿科疾病；

某些疑难杂症及多发疾病等。

2. 应看西医：

重大外伤的抢救（昏迷、大出血、复杂骨折等）；

急性感染性疾病（肺炎、扁桃体炎、外伤感染等）；

以现代先进手段诊治显效的疾病（心血管等畸形、心脑血管急症、胃穿孔、肠梗阻等）；

诊断未明者；

重大肿瘤患者；

异常妊娠、难产者；

需要现代检验手段追查疗效者等。

五、制定中西医融合的健康国策

在历史和现实性上，医学并不只是实验科学的同义语，而是帮助病人解除痛苦的技术，是临床的照顾，是一种如同烹调一般的生存技艺，是一种因时、因地、因民族而不同的人类文化。

中医药学和西方现代医学虽然是两个不同的体系，但这两个体系都是用来维护人体健康和人类生命安全的有效工具。站在病人的利益角度看问题，中西医应当团结一起，取长补短。因此，治病救人、追求健康，支持生命自我修复，是中医和西医的共同追求。

面对疾病防治任务，中国始终高度重视发展中医药，坚持"中西医并重"，将中医药纳入"大健康"战略之中，成为亚健康时代的"中国方案"。中医药"治未病"思想在防治现代疾病方面具有突出优势，符合未来世界健康的主流趋势。

随着医学研究和服务从以疾病为中心向以健康为中心转型，现代医学健康管理学和中医"治未病"学蓬勃发展，构建协同创新的中西医融合健康管理学科及服务体系已成必然和可能。

在疾病预防方面，中西医融合健康管理学是中西医融合医学的一个重要领域，其目标是实现健者不得病、少得病、晚得病，使人心身整体健康，而不只是得病后早发现、早诊断、早治疗。具体方法包括建立中西医融合健康档案，进行中西医融合健康体检、风险评估、健康教育、健康干预、效果评估、持续维护，制定中西医融合健康国策等。

在疾病治疗方面，中西医结合亦有其明显优势。西医的技术和手段丰富了中医辨证的途径，中医治病的原则也对西医疗程的开展起到重要作用。西医针对急重症的疗效立竿见影，而中医药对于慢性病的功效，以及在重大疾病诊治疗程中的参与，都有利于用最经济、最有效的方式增进治疗效果。

对个人而言，要重视树立中西医结合的健康观念，重视在日常生活中运用中医学智慧来保健养生，并且在疾病发生时根据专业医师的建议，合理选择中西医结合的治疗方式，既可以达到最佳的养神养生、防病治病效果，又可以减轻医疗费用支出的负担。

简言之，维护人类健康需要中西医共同努力！

第五章　"治未病"的大方向

中医药倡导"治未病"，强调未病先防、既病防变、瘥后防复，与当前疾病医学向健康医学转变的发展趋势相一致，与医学模式由生物医学向"生物—心理—社会"模式转变相吻合。

有学者指出，面对慢性病发病率快速攀升的现状，当代医学发现，疾病最主要的发病原因并非生物学因素，而是生活方式和行为。因此，必须要对医学的目的做根本性调整，医学发展战略应向预防疾病、维护健康的方向转变。

因此，推广治未病的中医经验，将对建设健康中国起到重要的作用；个人学习如何治未病的知识，也有益于自身的养生和保健。疾病发生率下降了，社会健康水平提升之余，医疗费用支出也就自然而然地下降了。

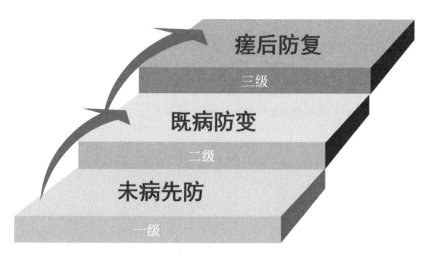

后人根据《黄帝内经》"治未病"的思想总结而来的三级体系

第一节　医疗模式向"治未病"转变

一、医疗的本质是支持生命自我修复

"医疗的本质是支持生命自我修复"，北京大学第三医院重症医学科副主任医师薄世宁说。他希望从认知层面改变大众对健康、对生命、对疾病、对医学的理解：人体免疫是根本，没有特效药，医疗必须支持自我修复，没有自我修复能力的患者，医疗也无能为力。

从2001年开始，薄世宁已经在ICU（重症加强护理病房）工作了近20年，曾被授予"北京大学抗'非典'英雄"称号。抗击新冠病毒肺炎期间，他又一次冲到前线，在重症病房工作之余，还担任疑似病例的会诊。2019年底，他总结20年的临床工作经验写成《薄世宁医学通识讲义》一书，梳理了人一生必须要知道的医学知识。

诚如薄医生所说，大流行的新冠疫情可以证明生命自我修复能力的重要性。病毒对于大家都是公平的，因为每个人被感染的几率是一样的；但又是不公平的，因为每个人免疫力不一样，受病毒影响的程度和结果就不一样。

人体免疫是健康的底层逻辑，中医强调的"治未病"，就是及时地发现和预防疾病，消除导致免疫系统紊乱和疾病发生的诱因，从而防患于未然，达到长期保持健康的目的。

二、关注"治未病"提升大健康

"不治已病，治未病"是中医学最早倡导的健康保障、健康管理、健康维护以及预防疾病的健康模式。

中国古代有句话叫"上工治未病，中工治欲病，下工治已病"，意思就是关注预防疾病是最有效的手段，也是最经济的。《黄帝内经•素问•四气调神大论》中指出，"圣人不治已病治未病，不治已乱治未乱"。这是"治未病"一词首次出现在文献当中，其本意就在于"未病先防""已病防变"和"瘥后防复"。

世界卫生组织也提出了"预防为主"的口号，主张把医疗费用的60%用于预防疾病，这与中医2500年前的论断不谋而合。

给予"治未病"更高的关注，有利于提升健康水平、降低医疗费用。据世界卫生组织测算，如果在慢性病预防上多投入1元钱，治疗就可减少支出8.5元并节约100元的抢救费。

具体到某一疾病，以结核病为例，科学测算结果表明，政府在结核病防治领域每投入1元工作经费，就能产生101元社会经济效益；政府仅需投入工作经费294元，就能减少1个伤残调整寿命年（Disability-Adjusted Life Year）。

无论在东方还是在西方，防慢病、治未病正在成为健康新趋势。

通过帮助健康人群及亚健康人群建立有序健康的生活方式，降低风险状态，远离疾病；而一旦出现临床症状，则通过就医服务的安排，尽快地恢复健康。

治未病的价值，无论是在提高人们的幸福指数，还是在减少国家的医疗支出方面都有着更为重大和积极的意义。

三、从几种典型疾病看"治未病"的应用

任何事物的变化都是由量变到质变的，疾病也如此。这种哲学观念折射在中医的智慧当中，就是"治未病"理论。

有研究指出："疾病是一种失衡状态。中医认为健康就是平衡，平衡包括心和身的平衡……失衡的隐性状态叫'未病'，失衡的显性状态叫'已病'。由健康发展到疾病是一个不断变化的动态过程，同时也是未病由萌芽到凸现的经过。"[①]可见，"未病"并不是"无病"，而是指导致人体免疫系统紊乱的因素已经出现并逐渐累积，此时疾病隐患已经存在，或是疾病已处于潜伏和发展的阶段。但是由于量变程度较轻，还没有出现明显的病变症状，人也往往难以察觉身体的不适。

在这一"未病"的阶段，是疾病介入和控制的最好时机，一旦"未病"转化为"已病"，也就是疾病已经发生质变，病状爆发出来，导致人明显地感到不适，甚至危害到人的生命存续，可能导致寿命的终止。

在"已病"阶段，再通过医疗手段去挽救，一会导致治疗成本大大增加，可能需要手术或者长期用药，往往会产生昂贵的费用；二会导致治疗难度大大提高，病情将会变得更加复杂和难以控制，治疗手段往往也容易产生各种不利的副作用，治疗后可能需要相当长的恢复期，甚至有的晚期重症会危及生命。

---

① 潘秋，周丽波，仝小林.从糖尿病前期谈"治未病"[J].中华中医药杂志，2008（03）:191—193.

（一）糖尿病

糖尿病是当代社会高发的一种疾病，对患者的正常生活会造成很大的影响，长期存在的高血糖，会导致各种组织，特别是眼、肾、心脏、血管、神经的慢性损害、功能障碍，并且还没有根治的方法，只能够通过药物等手段控制。

许多研究证明，糖尿病的发生与遗传因素、环境因素和生活方式因素相关，中医"治未病"理论的应用，对防止糖尿病的发生具有非常良好的效果。

潘秋等学者在《从糖尿病前期谈"治未病"》一文中谈到：糖尿病的未病阶段即糖尿病前期，主要表现为糖耐量低减，而处于这一阶段的人群如能及早治疗往往能够恢复正常的水平。

糖尿病发展过程，正是由"未病"至"已病"的具体体现。

糖耐量低减（IGT）是糖尿病前期的主要表现，也就是处于"未病"状态。几乎所有2型糖尿病的患者都要经过IGT阶段，IGT患者发生糖尿病的机率是正常人的100倍，更为重要的是IGT能够被逆转。

因此，防治IGT是阻断糖尿病前期发展为糖尿病的最后关口。加大对IGT防治的投入是从根本上降低糖尿病医疗费用的重要举措，可以起到事半功倍的效果。

"六郁"和"络滞"是糖尿病前期的核心病机。

六郁即气、血、痰、湿、食、热郁，热包括肝热、肺热、胃热、肠热。"郁而化热"是发展为糖尿病的必要条件，无论肝郁、肠郁、胃郁，治疗的首要任务都是疏郁，釜底抽薪。

疏郁首选经方大柴胡汤。柴胡疏肝郁，柴胡、黄芩、白芍药清肝热、肺热，枳实、半夏、生姜、大黄疏胃郁、清肠热。

同时客观的实验结果证明，糖尿病属于络病的范畴，糖尿病前期存在络气郁滞，处于"病络"阶段，即存在微血管功能障碍，治疗首要辛香疏络。

降香、檀香等辛香走窜之品，在糖尿病前期阶段应用，具有可靠的疗效。

学者周迪则在《中医"治未病"理论对糖尿病的干预效果观察》中提出：对糖尿病前期患者应用"治未病"理论下的干预措施，可以有效控制患者糖尿病的发展，降低患者的糖尿病发生率，促使患者血糖归转正常。

首先是通过控制饮食，来防止肥胖的发生，进而降低糖尿病发生的可能。在中医学中，糖尿病前期属于"脾瘅"范畴。潜在的患者要控制进食种类、进食量和进食时间，多吃粗制米面和杂粮，少吃或不吃精制糖；控制脂肪的摄入量；少

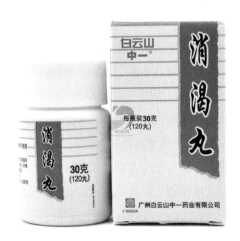

白云山中一消渴丸

吃胆固醇高的食物，如动物内脏、蛋黄等；合理摄入鱼、大豆、瘦肉等补充蛋白质，但也不能过高。

其次是注意多运动，中医历来认为合理的运动对疾病的预防和治疗具有积极作用，《黄帝内经·灵枢·五变》指出，"五脏皆柔弱者，善病消瘅"。需要注意的是，患者运动时不能过于激烈，一味追求强度，可以选择五禽戏、太极拳、健康操等和缓而有益身心的运动。

另外，周迪的团队还通过"情志干预"和"既病防变"的途径，重视对患者心理的调节，通过科普、安抚和沟通开解，使患者保持良好的情绪状态，并能及时控制前期病情的发展，取得了不错的效果。

可见，中医"治未病"的思路，既能够有效提高糖尿病人的健康水平，又能够在早期通过低成本的手段，控制住病情的发生和加剧，使患者避免了长期用药，降低医疗费用。

（二）甲状腺疾病

甲状腺疾病也是当代人常见的疾病之一，包括甲状腺肿、甲状腺功能亢进（甲亢）、甲状腺炎症、甲状腺肿瘤等。甲状腺疾病的发生原因很多，与患者的遗传因素、激素水平、心理状态和生活习惯都分不开。

甲状腺疾病的发生也是渐进的，通过"治未病"理论的指导，进行早期介入和治疗，往往能取得不错的效果。

例如桥本氏甲状腺炎的早期干预，学者董佳妮、张兰就提出：

"桥本氏甲状腺炎是一种自身免疫性甲状腺疾病，中医将其归属于'瘿'病的范畴，其病情若不进行干预治疗，会呈现特定的规律，早期无症状，中期甲状腺功能亢进期，晚期甲状腺功能减退期，最后发展为永久性甲状腺功能减退，或甲状腺癌。

"目前，西药治疗存在一定局限性，而中医治疗瘿病已有千年历史。

"根据'治未病'思想，治疗桥本氏甲状腺炎，应在未病时要未病先防，对于未诊断出本病，但有高危险因素的患者，应采取相应措施进行预防治疗，如调养情志、合理饮食、适当锻炼等。

"在疾病的早期应积极运用中药治疗，尽可能治愈或延缓病情发展；在中期和晚期治疗时不仅治已病，还要阻断病情，并治愈后防止疾病复发。

"中医认为，本病病位在肝、脾、肾，病机为痰浊、气滞、瘀血凝结颈部所致，肝主疏泄，调畅气机和情志，若肝气郁结，气机失调容易导致气滞壅结于颈部，肝气郁结，情志失常，会导致本病容易发作；脾主运化，若脾失建运，不能运化水湿，形成痰浊积聚于颈部发病，此外日久会导致经脉阻塞，血脉瘀阻形成血瘀在颈部；肾为先天之本，主一身之气，久病及肾，肾失气化，致使病情加重。

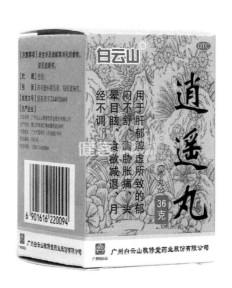

白云山敬修堂逍遥丸

"在临床上对桥本氏甲状腺炎患者应用加味逍遥散颗粒，发现其对本病具有较好的疗效。加味逍遥散颗粒结合'治未病'思想成方，具有疏肝健脾、化痰消瘿的功效。其中的大部分药物为补益肝脾肾三脏的药物，具有极强的扶助正气的功效，不仅增强免疫功能，促进疾病早日康复，并且有愈后防止复发的作用。"

从"治未病"在上述两种常见疾病的应用当中可以看出，中医药在发现疾病隐患、及时干预疾病进展方面，具有得天独厚的优势。读者在日常生活中不仅要重视体检，还应当学习中医"治未病"的知识，可以定期咨询中医医师，及时发现自己的健康风险，防患于未然。

除了用药以外，我们还可以根据自己的体质，从饮食、情志、起居等层面出发，去做好自己的"治未病"保健医生。

第二节　"治未病"要学会认识体质

"体"，就是身体，"质"就是性质、本质。体质的意思，就是人体生命的形态结构、生理功能和心理状态方面综合的、相对稳定的固有特质，其形成既和先天因素有关，又和后天因素的影响密切相关。

中医认为，体质就是机体因为脏腑、经络、气血、阴阳等的盛衰偏颇而形成的素质特征。

因此，医生说："体质就是你的身体的性格，性格决定命运！"

中医的"治未病"思想，往往与中医体质学说密切结合，不同体质的人，容易产生的疾病风险程度也是极为不同的，这体现了中医的"辨证论治""具体问题具体分析"的哲学思想。

了解自己是什么样的体质，才能够更好地做好自己的保健医生，运用"治未病"的智慧，为自己和身边人的健康保驾护航。

2009年4月9日，《中医体质分类与判定》标准正式发布。该标准是我国第一部指导和规范中医体质研究及应用的文件，旨在为体质辨识及与中医体质相关疾病的防治、养生保健、健康管理提供依据，使体质分类科学化、规范化。

该标准将体质分为平和质、气虚质、阳虚质、阴虚质、痰湿质、湿热质、血瘀质、气郁质、特禀质九个类型，应用了流行病学、免疫学、分子生物学、遗传学、数理统计学等多学科交叉的方法，是经中医临床专家、流行病学专家、体质专家多次论证而建立的体质辨识的标准化工具。

一、平和质

总体特征：阴阳气血调和，体态适中，面色红润，精力充沛。

形体特征：体形匀称健壮。

常见表现：面色、肤色润泽，头发稠密有光泽，目光有神，鼻色明润，嗅觉通利，唇色红润，不易疲劳，精力充沛，耐受寒热，睡眠良好，胃纳佳，二便正常，舌色淡红，苔薄白，脉和缓有力。

心理特征：性格随和开朗。

发病倾向：平素患病较少。

对外界环境适应能力：对自然环境和社会环境适应能力较强。

平和体质的人，日常养生应采取中庸之道，既不过饱也不过饥，冷热适度。

多吃五谷杂粮、蔬菜瓜果，少食过于油腻及辛辣之物。平时养生可以和胃健脾为主，最适合饮用由熟普洱加上新会柑皮制成的白云山陈李济柑普茶。

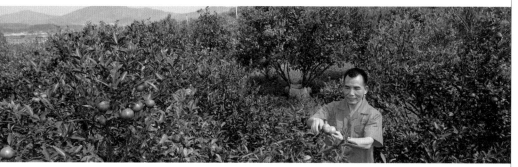

广东新会的柑园，陈李济药厂"非遗"传承人莫国强在"采青"用以制作陈皮，这项活动已经持续了100多年

二、气虚质

总体特征：元气不足，有疲乏、气短、自汗等气虚表现。

形体特征：肌肉松软不实。

常见表现：平素语音低弱，气短懒言，容易疲乏，精神不振，稍微一活动就容易出汗，舌淡红，舌边有齿痕，脉弱。

心理特征：性格内向，不喜冒险。

发病倾向：易患感冒、内脏下垂等病；病后康复缓慢。

对外界环境适应能力：不耐受风、寒、暑、湿邪。

气虚体质人养生，宜多吃具有益气健脾作用的食物，如黄豆、白扁豆、鸡肉、泥鳅、香菇、大枣、桂圆、蜂蜜等。少吃具有耗气作用的食物，如槟榔、空心菜、生萝卜等。

运动适合以柔缓为主，例如：散步、打太极拳，不宜做大负荷和出大汗的运动，忌用猛力和长久憋气。平时可多按摩足三里穴。

足三里穴：在小腿前外侧，当犊鼻下三寸（即外膝眼下四横指处），距胫骨前缘一横指，胫骨前肌上。

取穴方法：用右手掌心按准右腿膝盖顶部，五指朝下，中指顶端向外一指的位置就是右腿足三里。

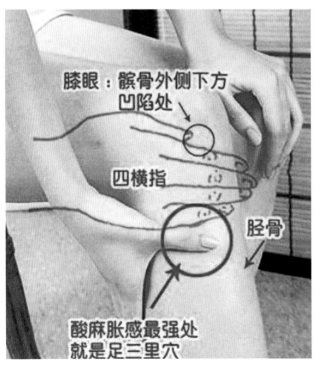

足三里穴穴位示意图

三、阳虚质

总体特征：阳气不足，以畏寒怕冷、手足不温等虚寒。

形体特征：肌肉松软不实。

常见表现：平素畏冷，手足不温，喜热饮食，精神不振，舌淡胖嫩，脉沉迟。

心理特征：性格多沉静、内向。

发病倾向：易患痰饮、肿胀、泄泻等病；感邪易从寒化。

对外界环境适应能力：耐夏不耐冬；易感风、寒、湿邪。

阳虚体质人以东北地区多见，与当地寒燥气候有关，女性明显多于男性。

长期偏嗜寒凉食物也会形成这种体质。

该体质的人养生可多吃易"发"（甘温益气）的食物，比如牛、羊、狗肉、葱、姜、蒜、花椒、鳝鱼、韭菜、辣椒、胡椒等。

少食生冷寒凉食物，如黄瓜、藕、梨、西瓜等。

秋冬注意保暖，尤其是足下、背部、下腹部丹田（即关元穴处，位于肚脐直下三个横指）、腰后"命门穴"（与肚脐相平的后背脊柱正中线上）部位的防寒保暖。

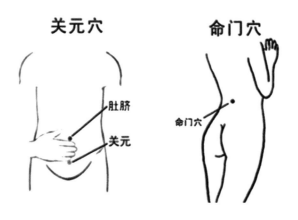

关元穴、命门穴穴位示意图

可适当做一些舒缓柔和的运动，如慢跑、散步、瑜伽等。

平时还可多按摩气海（肚脐与关元连线的中点处）、足三里、涌泉等穴位，或经常灸足三里、关元，或泡温泉浴，保证气血通畅，身体温热。

涌泉：位于足前部凹陷处第二、三趾趾缝纹头端与足跟连线的前三分之一处。

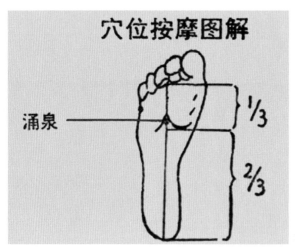

涌泉穴穴位示意图

四、阴虚质

总体特征：阴液亏少，以口燥咽干、手足心热等虚热表现为主要特征。

形体特征：体形偏瘦。

常见表现：手足心热，口燥咽干，鼻微干，喜冷饮，午后脸颊潮热，大便干燥，舌红少津，脉细数。

心理特征：性情急躁，外向好动，活泼。

发病倾向：易患虚劳、失精、不寐等病；感邪易从热化。

对外界环境适应能力：耐冬不耐夏；不耐受暑、热、燥邪。

阴虚体质多见于学生及年轻人，与他们喜欢吃煎炸烧烤等方法制作的食物、嗜好烟酒、喜欢熬夜以及生活压力大、容易焦虑有关。

阴虚体质的人易患咳嗽、干燥综合征、甲亢等疾病。

调养方式：宜多吃甘凉滋润的食物，比如瘦猪肉、鸭肉、龟、鳖、绿豆、冬瓜、芝麻、百合等。少食羊肉、狗肉、韭菜、辣椒、葱、蒜、葵花子等性温燥烈的食物。

中午注意保证一定量的午休时间。避免熬夜、剧烈运动和在高温酷暑下工作。锻炼时要控制出汗量，及时补充水分。宜节制房事。不适合洗桑拿。

五、痰湿质

总体特征：痰湿凝聚，以形体肥胖、腹部肥满、口黏苔腻等痰湿表现为主要特征。

形体特征：体形肥胖，腹部肥满松软。

常见表现：面部皮肤油脂较多，多汗且黏，胸闷，痰多，口黏腻或甜，喜食肥甘甜黏，苔腻，脉滑或脉弦滑。

心理特征：性格偏温和、稳重，多善于忍耐。

发病倾向：易患消渴、中风、胸痹等病。

对外界环境适应能力：对梅雨季节及湿重环境适应能力差。

该体质以男性居多。喜欢吃甜腻的食物，不爱运动，爱睡觉。

饮食上宜以清淡为原则，少食肥肉及甜、黏、油腻的食物。可多食葱、蒜、海藻、海带、冬瓜、萝卜、金橘、芥末等食物。

平时适合进行户外活动。衣着应透气散湿，经常晒太阳或进行日光浴。最好能长期坚持运动锻炼。

六、湿热质

总体特征：湿热内蕴，以面垢油光、口苦、苔黄腻等湿热表现为主要特征。

形体特征：形体中等或偏瘦。

常见表现：面垢油光，易生痤疮，口苦口干，身重困倦，大便黏滞不畅或燥结，小便短黄，男性易阴囊潮湿瘙痒，女性易带下增多，舌质偏红，苔黄腻，脉滑数。

心理特征：容易心烦急躁。

发病倾向：易患疮疖、黄疸、热淋等病。

对外界环境适应能力：对夏末秋初湿热气候，湿重或气温偏高环境较难适应。

湿热体质的人多见于南方地区，喜欢吃煎炸烧烤等方式制作的食物或嗜好烟酒熬夜的年轻人，也很容易转为该体质。

调养方式：宜饮食清淡，多吃甘寒、甘平的食物如绿豆、空心菜、苋菜、芹菜、黄瓜、冬瓜、藕、西瓜等。少食辛温助热的食物。

应戒除烟酒。适合做大强度、大运动量的锻炼，如中长跑、游泳、爬山、各种球类等。生活作息规律，少熬夜及尽量避免熬夜。

七、血瘀质

总体特征：血行不畅，以肤色晦黯、舌质紫黯等血瘀表现为主要特征。

形体特征：胖瘦均见。

常见表现：肤色晦黯，色素沉着，容易出现瘀斑，口唇黯淡，舌黯或有瘀点，舌下的络脉瘀紫增粗。

心理特征：容易烦躁、健忘，性情急躁。

发病倾向：容易患心脑血管疾病，表现为头痛、心胸疼痛、痴呆、癫狂、中风等症都是瘀血引起的。

对外界环境适应能力：不耐受寒邪。

血瘀质的人，刷牙时牙龈容易出血，眼睛常有红丝，皮肤干燥、粗糙，易烦躁，健忘，性情急躁，通常以脑力工作者、女性居多。

调养方式：可多食黑豆、海藻、海带、紫菜、萝卜、胡萝卜、金橘、橙、柚、桃、李子、山楂、醋、玫瑰花、绿茶等具有活血、散结、行气、疏肝解郁作

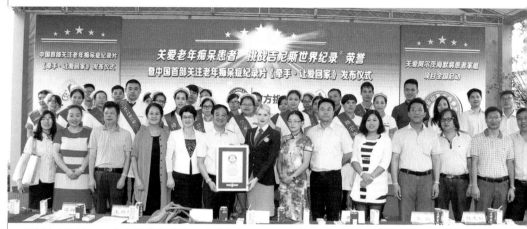

2015年9月19日，在世界老年痴呆日来临之际，白云山复方丹参片爱心公益基金联合全国PG20连锁开展"关爱老年痴呆症患者，发放'防走失黄手环'"活动，共计发放黄手环10万个，活动共收到近3万份宣誓，成功挑战吉尼斯世界纪录

用的食物，少食肥猪肉等。

注意保持充足的睡眠，适当进行一些有助于促进气血流通的运动，如瑜伽、舞蹈、散步、慢跑等。

保健按摩可使经络畅通，达到缓解疼痛、稳定情绪、增强人体功能的作用。

八、气郁质

总体特征：气机郁滞，以神情抑郁、忧虑脆弱等气郁表现为主要特征。

形体特征：形体瘦者为多。

常见表现：神情抑郁，情感脆弱，烦闷不乐，舌淡红，苔薄白，脉弦。

心理特征：性格内向不稳定、敏感多虑。

发病倾向：易患脏躁、梅核气、百合病及郁证等。

对外界环境适应能力：对精神刺激适应能力较差，不适应阴雨天气。

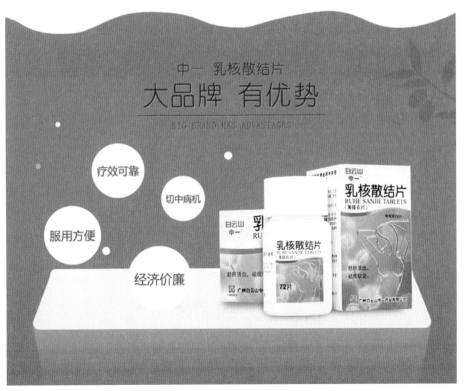

乳核散结片

气郁体质人的代表,最经典的就是《红楼梦》里的林黛玉。她多愁善感、忧郁脆弱。

气郁质的人一般比较瘦,容易闷闷不乐,无缘无故叹气,心慌失眠。最容易患失眠、抑郁症、神经官能症等。

养生方式建议:多吃小麦、蒿子杆、葱、蒜、海带、海藻、萝卜、金橘、山楂等具有行气、解郁、消食、醒神作用的食物。

睡前避免饮茶、咖啡等提神醒脑的饮料。

适宜增加户外活动,多参加集体性的运动,解除自我封闭状态。多结交朋友,及时向朋友倾诉不良情绪。

九、特禀质

总体特征:先天失常,以生理缺陷、过敏反应等为主要特征。

形体特征:过敏体质者一般无特殊特征;先天禀赋异常者或有畸形,或有生理缺陷。

常见表现:过敏体质者常见哮喘、风团、咽痒、鼻塞、喷嚏等;患遗传性疾病者有垂直遗传、先天性、家族性特征;患胎传性疾病者具有母体影响胎儿个体生长发育及相关疾病特征。

心理特征:随禀质不同情况各异。

发病倾向:过敏体质者易患哮喘、荨麻疹、花粉症及药物过敏等;遗传性疾病如血友病、先天愚型等;胎传性疾病如五迟(立迟、行迟、发迟、齿迟和语迟)、五软(头软、项软、手足软、肌肉软、口软)、解颅、胎惊等。

对外界环境适应能力:适应能力差,如过敏体质者对易致过敏季节适应能力差,易引发宿疾。

养生方式:宜饮食清淡、均衡,粗细搭配恰当,荤素搭配合理。少食荞麦(含致敏物质荞麦荧光素)、蚕豆、白扁豆、牛肉、鹅肉、鲤鱼、虾、蟹、茄子、酒、辣椒、浓茶、咖啡等辛辣之品,腥膻发物,禁食含致敏物质的食物。

生活中注意保持室内清洁,被褥、床单要经常洗晒,室内装修后不宜立即搬入居住。

春季减少室外活动时间,可防止花粉过敏。不宜养宠物,起居应有规律,积极参加各种体育锻炼,避免情绪紧张。

特禀体质的人，适合通过增加免疫力来提高身体素质，抵抗过敏。广药牌"破壁灵芝孢子粉胶囊"和"灵芝孢子油软胶囊"，以灵芝孢子粉为原料，在一定程度上有增强免疫力的功效。

北京中医药大学教授王琦指出，传统中医讲究针对个体的辨证论治，很难用一种模式进行大规模的推广。体质学说的研究，采取分类指导的方法，先辨明体质种类，再和疾病联系起来，根据哪类人群易患哪类疾病，有针对性地治疗和防治。

我国中医学家、中国工程院院士王永炎认为，这是对中医学内涵的丰富和发展。"我们以前总是让疾病牵着鼻子走，而没有注意到这些疾病的共同背景。"

王琦说，抓住了体质就抓住了根本，例如高血压、糖尿病、高脂血症、中风属于痰湿质多发病症。明白自己属于何种体质，就可以提前预防这种体质易发疾病，并通过干预使人的体质偏颇失衡状态得到改善与调整，从而恢复健康。

中医体质学说博大精深，每个人的体质虽然具有相对稳定性，但也并不是一成不变的，需要综合多种因素进行判断。读者也可以多多留心自己的身体信号，必要时可以咨询专业的中医师，对自己的体质有一个科学的把握和认识，并以此为根据，指导自己的日常养生与保健，达到未病先防的效果。

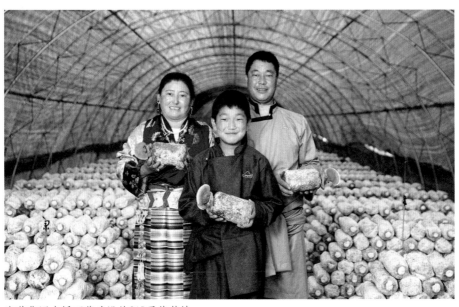

广药集团支援西藏建设的GAP灵芝基地

第三节　"治未病"要学会合理进补

"治未病"有着调理体质、增强免疫力的含义。在中医传统观念当中，通过调理日常饮食进补，是调理身体非常重要的一环。

而在进补时，我们必须掌握正确的方式，达到对症进补、调和增益的效果。有的人进补的时候，容易受到不良商家或各种谬误信息的误导，往往没有系统的方法论指导，这样的进补不但无益，反而可能对身体有害。

下面介绍几种进补的常见方法：平补法、清补法、湿补法、峻补法。

一、平补法

平补法，是指应用性质平和的食物进行补益的方法，较适用于普通人群中身体偏虚的人群。此法多采用大多数蔬菜水果及禽蛋肉乳等食物。这些食物不寒不热、性质平和、滋补气血且有阴阳双补的作用，一年四季均可食用。

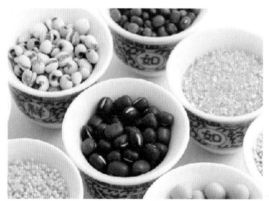

谷物

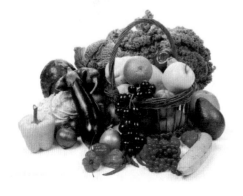

蔬果

二、清补法

清补法，是指应用性质偏凉或具有泻实作用的食物进行补益的方法，较适用于偏实热体质的人群，或在夏秋季采用。本法采用的多为小米、萝卜、冬瓜、西瓜、梨等偏寒凉的食物，这些食物有清热通便、促进胃肠蠕动、增强吸收功能、泻中求补、祛实补虚等作用。

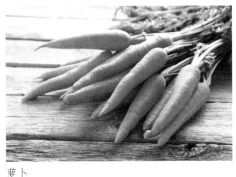

萝卜

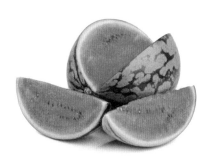

西瓜

三、温补法

温补法，是指应用温热性食物进行补益的方法，较适用于阳气虚弱且有畏寒肢冷、神疲乏力等症状的人群，宜在冬春季采用。羊肉、狗肉、河虾、海虾、大枣、龙眼肉等偏温的食物具有温补肾阳、御寒增暖、增强性功能等作用，都是温补法可以选取的食物。

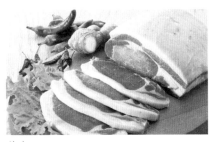

羊肉

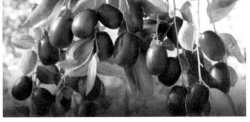

大枣

四、峻补法

峻补法，是指应用补益作用较强，显效较快的食物进行补益的方法，较适用于体虚而需要尽快进补的人群，但应注意体质、季节、病情等条件适当进补。峻补法常常选用的食物有鹿肉、动物肾脏、甲鱼、龟肉、鳟鱼、黄花鱼、巴鱼等。

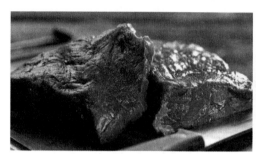
鹿肉

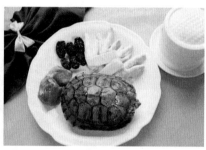
龟肉

另外，中医认为饮食存在一定的禁忌，俗称"忌口"，是指在饮食中要禁止或忌用那些与机体不相宜的或不合理的饮食搭配。

一般认为，饮食养生有如下三个禁忌：

忌生冷：大量生食蔬菜水果，虽然能够获得较多的维生素，但易伤脾胃，特别是对脾胃虚寒者不利。

忌油腻：过多食用荤油、肥肉、油煎食品，易引起血脂异常及动脉粥样硬化。

忌粘滑：过多食用糯米、大麦等食品，易引起消化不良。

第四节　"治未病"要学会调理情志

中医将人的情志活动归纳为"七情五志"，"七情"是指喜、怒、忧、思、悲、恐、惊，"五志"是指怒、喜、思、悲、恐。七情五志的变化，既可以改变人的行为活动方式，又可以改变人的脏腑机能状态，从而导致人体生理病理变化。因此，中医养生主张形、神俱养，首重养神，重视情志疾病的未病先防。

《黄帝内经》中提出了"情志致病"的机理和因素：

情志活动与五脏六腑的运转是息息相关的，它既依赖脏腑的运作而产生，又影响着脏腑的功能状态。当人受到外界的刺激，频繁地产生极端和激烈的情志活动时，与之相关的脏腑活动水平就会随之发生变化。长此以往，脏腑的功能就会受到影响，导致气血不调、阴阳失衡等问题，疾病也就随之而来了。

一、影响人的情志的因素

首先是自然因素。"一方水土养一方人"，人的情志乃至性格都和身边的环境息息相关。以广东人的养生为例，春季潮湿使人湿气过重，萎靡不振，所以要喝祛湿茶；夏季炎热使人火气旺盛、容易焦躁，所以要喝去火茶；秋季秋高气爽、温湿适宜，所以人往往情绪比较平和愉悦，但是"秋老虎"来的时候，也比较容易心浮气躁，所以要喝清润茶；冬季格外湿冷，寒冷容易抑制体内的阳气和心气，甚至有"冬季抑郁症"一说，表现为伤心忧愁、无精打采、无法调动活力、也无法集中注意力，这时候就要喝温补的汤，帮助安神补气。

其次是社会因素。中医强调治病的人，而不仅仅是人的病，因为人所处的社会环境、当时的生活情况，包括经济条件、人际关系、境遇顺逆等，都会影响病人的情志，进而影响其得病的风险、病程的进展和治病最合适的途径。因此《黄帝内经•素问•疏五过论》当中提出，要了解病人的情况。

另外，还有人的内部因素，即是心理、性格和生理等因素。心理特质与人的生理状况也有关系，比如当人久卧在床、气血不行的时候，生理上浑身乏力，心理上也容易倦怠消极，就是生理因素影响心理的表现之一。

很多人觉得，身体机能的调节好办，"缺啥补啥"就行了，那么情志该如何调节呢？其实，只要掌握了调理情志的方法，我们的内心就可以受自己掌握。

二、调节情志的方法

常用的有效的调节情志的方法有如下几种。

（一）以情制情法

中医根据情志及五脏间存在的阴阳五行生克原理，用互相制约、互相克制的情志来转移和干扰原来对机体有害的情志，借以达到协调情志的目的。如：喜伤心者，以恐胜之；思伤脾者，以怒胜之；悲伤心者，以喜胜之；恐伤肾者，以思胜之；怒伤肝者，以悲胜之等。

（二）移情法

通过一定的方法和措施转移人的情绪，以解脱不良情绪刺激的方法叫移情法。如琴棋书画移情法，养生学家认为，"七情之病者，看书解闷，听曲消愁，有胜于服药者"。还有运动移情法等，中医养生学家认为，当思虑过度心情不快时，应外出旅游或锻炼，让山清水秀的环境调节消极情绪，使人陶醉在蓝天白云、鸟语花香的大自然里，以舒畅情怀，忘却烦恼。

（三）升华超脱法

用理智战胜不良情绪的干扰，并投身到事业中去，也就是常说的化悲痛为力量。最典型的例证是西汉司马迁因罪下狱，惨遭腐刑。司马迁以坚强不屈的精神全力投入到《史记》的撰写之中，以舒志解愁，把身心创伤等不良刺激转变为奋发向上的行动。

（四）暗示法

不仅影响人的心理与行为，而且能够影响人体的生理机能。一般多采用语言暗示，也可采用手势、表情或暗示性药物及其他暗号等。《三国演义》里"望梅止渴"的故事，即是暗示法的典型例证。

（五）开导法

以解释、鼓励、安慰、劝勉的方法解除患者思想顾虑，提高战胜病痛的信心，从而配合治疗，促进康复。《黄帝内经》就记载了开导法，认为"人之情，莫不恶死而乐生，告之以其败，语之以其善，导之以其所便，开之以其所能，虽有无道人，恶有不听者乎"。

（六）节制法

古人说："欲有情，情有节，至人修养以止欲，故不过行其情也。"这里讲的就是节制法，也就是通过节制调和情感，防止七情过激，从而达到心理平衡的目的。

（七）疏泄法

俗话说"不如人意常八九，如人之意一二分"。人的一生中，处于逆境的时间多于处于顺境的时间，身处逆境，苦闷、惶恐之时，不能郁闷在心，应一吐为快，"郁而发之"。疏泄法很多，或找朋友解闷聊天，或争辩一次，或大哭一场等。

第五节　"治未病"要学会按时起居

作息是影响当代人健康的重要问题，那么，人应当如何合理地安排一天的起居时间呢？

一、起居有时

起床：5—7时（手阳明大肠经卯时）。

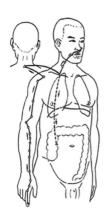

5—7时大肠经旺，卯时大肠蠕，排毒渣滓出。"肺与大肠相表里"，肺将重组的新鲜血液布满全身，紧接着促进大肠进入兴奋状态，完成吸收食物中的水分和营养、排出渣滓的过程。清晨起床后最好排大便

午睡：11—13时（手少阴心经午时）。

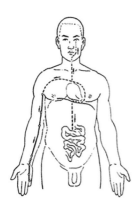

11—13时心经旺，午时一小憩，安神养精气。"心主神明，开窍于舌，其华在面"，心气推动血液运行，养神、养气、养筋。人在午时能睡片刻，对于养心大有好处，能使下午至晚上精力充沛

子觉：23—次日1时（足少阳胆经子时）。

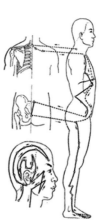

23—次日1时胆经旺，子时睡得足，黑眼圈不露。中医理论认为："肝之余气，泄于明胆，聚而成精。"人在子时前入眠，胆方能完成代谢。"胆汁有多清，脑就有多清"，子时前入睡者，晨醒后头脑清晰、气色红润，没有黑眼圈；反之，常于丑时内不能入睡者，则气色青白，眼眶昏黑。同时因胆汁排毒代谢不良更容易生成结晶、结石

二、三餐有时

早餐：7—9时（足阳明胃经辰时）。

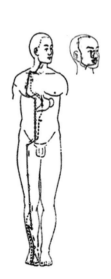

7—9时胃经旺，辰时吃早餐，营养身体安。人在此时段吃早餐最容易消化，吸收也最好。早餐可安排温和养胃的食品，如稀粥、麦片、包点等。过于燥热的食物容易引起胃火盛，出现嘴唇干裂、唇疮等问题。不吃早餐更容易引起多种疾病

中餐：11—13时（手太阳小肠经未）。

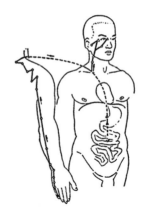

晚餐：17—19时（足少阴肾经酉时）。

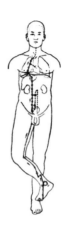

17—19时肾经旺。酉时肾藏精，纳华元气清。"肾藏生殖之精和五脏六腑之精。肾为先天之根。"人体经过申时排毒，肾在酉时进入贮藏精华的阶段。此时不适宜进行强度大的运动，也不适宜大量喝水

三、四季起居有别

此外，春夏秋冬起卧也应该顺应季节变化。

（一）春天晚睡早起

春三月，宜晚睡早起，衣着宽松，进行一些缓和的晨练项目，如太极拳、散步等。保持心情舒畅。春季的特点是阳气生发，万物始生。春季的五行属木，"木曰曲直"，即向上生长和向外舒展，具有生长、升发、条达、舒畅的特点。春季的五脏归属肝，"肝者，罢极之官"，肝具有条畅情志、疏泄气机的作用。肝在志为怒，喜条达而恶郁抑。

（二）夏天晚睡早起

夏三月，宜晚睡早起，可选择较激烈的项目，如健身操、跑步、自由搏击等。不要随意发怒。夏季的特点是天气渐热，阳气旺盛，植物繁盛。夏季的五行属火，"火曰炎上"，即是温暖、上升，具有温热、升腾、活动、上升的作用。夏季的五脏归属心，"心为君主之官"，心主血脉，心藏神。

（三）秋天早睡早起

秋三月，宜早睡早起，精神和情绪应保持安定平静。秋季的特点是阳气始收，阴气渐长。秋季的五行属金，"金曰从革"，即是收敛、沉降、稳定，具有清洁、肃降、收敛的作用。秋季的五脏归属是肺，"相傅之官"，肺主气，司呼吸。

（四）冬天早睡晚起

冬三月，宜早睡晚起，躲避寒气，尽量少出汗，以保存阳气。保持心情清静。冬季的特点是阳气内藏，生机潜伏，冬季的五行属水，"水曰润下"，即是滋润、向下、寒凉，具有滋润、寒凉、向下运行的作用。冬季的五脏归属肾。"作强之官"，肾藏精，肾主纳气，肾主水，肾生殖等。

第六章 人类卫生健康共同体的中医药方案

习近平总书记在致中国中医科学院成立六十周年贺信中写道："中医药学是中国古代科学的瑰宝，也是打开中华文明宝库的钥匙。"

中医药是中国的，也是世界的。

"让中医药走向世界"，目的是让中医药优质的健康医疗服务惠及世界、造福人类。这不仅是全体中医人的时代使命，也是摆在当代中医人面前的历史考卷。

第一节 中医药是怎样走向世界的？

古往今来，从玄奘西行到鉴真东渡，从《马可·波罗游记》到神圣罗马帝国汤若望的"西学东渐"，从明朝的郑和下西洋到今日的"一带一路"，中医药始终是东西方文明互鉴的重要内容。

到了近代，当现代医学面对某些重大传染病和慢性疾病捉襟见肘时；当人们对医疗设备依赖过多，卫生资源分配不平衡问题难以解决时；当西医学的还原论特征更关注疾病治疗而预防办法有限时……中医药的独特优势格外突显。

一、世界缘何需要中医药？

一方面，世界医学界面临疾病谱的改变，目前形成了"中医药要走向世界，世界需要中医药"的态势，中医药在防治常见病、多发病、慢性病及重大疾病中的疗效和作用，日益得到国际社会的认可和接受。

另一方面，无论发展中国家还是发达国家，都深受医疗费用不断上涨的困扰。

20世纪末，世界卫生组织组成的研究小组经过四年研究得出结论，许多国家医疗费用恶性膨胀，全球范围内医改举步维艰。

在提供多元化医疗保障体系的同时，减少政府巨额的医疗开支，是每个国家面临的挑战。中医药作为传统医学贴近人们生活，容易获得，不难负担，各国对于传统医学的需求不断增加。

二、从毛泽东的"针灸外交"到当今的"中医药国际化"

1972年，美国前总统尼克松到中国访问，把中国的针灸带回了美国，动手术可用小小的银针来麻醉，病人不觉疼痛；此外，小银针还可治疗很多病，而没有毒副作用，这在西方可是从来没有过的神奇事。于是，针灸一下子轰动了美国，继而全世界掀起了一阵疯狂的"针灸热"。若从政治上讲，这是毛泽东"针灸外交"的伟大成功，也是"中医药国际化"的源头。

尼克松访华期间，周恩来总理陪同尼克松参观了中医的针灸麻醉。

只见中医师将一根又细又长的银针扎在病人的虎口处，通上微电流，然后便开始手术。整个手术不用任何麻醉药，病人却始终面带笑容，没有一丝痛苦的表情。

看着针灸麻醉的手术场面，尼克松总统惊讶万分，大惑不解。针灸麻醉震惊了美国代表团，其"冲击波"毫不逊色于中国原子弹的爆炸。

有的人惊讶，有的人怀疑，有的人甚至否定，认为这是中国为了吸引世界目光而搞的一个大骗局。

无巧不成书，就在一些人认为针灸麻醉是一个骗局的时候，随同代表团访华的新闻记者詹姆斯·莱斯顿急性阑尾炎突然发作，要进行手术，我们的中医医生同样用针灸麻醉的方法割除了他的盲肠，詹姆斯·莱斯顿丝毫没有感觉到痛苦。

活生生的事实让美国人冷静下来，他们开始认真记录那些宝贵的资料，以便带回国去仔细研究。

如今，我国政府提出"中医药国际化"，本义是向世界各国弘扬历尽数千年而不衰的中医药文化；出口中医药，治病救人，宣传中医药文化，造福世界各国人民；在为国创汇的同时，更扬国威，长华夏民族的志气。

三、从"中医梦"到人类卫生健康共同体

（一）"中医梦"是"中国梦"的一部分

从历史上看，中华民族屡经天灾、战乱和瘟疫，却能一次次转危为安，人口不断增加、文明得以传承，中医药在其中作出了重大贡献。中医药是我国中华文化的瑰宝。随着人们健康观念变化和医学模式转变，中医药越来越显示出独特价值。

国医大师邓铁涛教授有句话："没有中医药的振兴，中华民族的复兴是不完整的。""中医梦"应该是"中国梦"的　个重要有机组成部分。在这条道路上，我们挺直腰杆，自尊、自信、自强，有一股气在，充分听取各种不同意见，

更加坚定地往前走。

2017年7月1日起施行的《中华人民共和国中医药法》条文里，国家不仅明确了中医药事业的重要地位和发展方针，加大了对中医药事业发展的支持力度，也鼓励中医西医相互学习，协调发展，发挥各自优势，促进中西医结合，这意味着我国开启了依法发展中医药事业的新征程，对中医药行业发展具有里程碑的意义。

（二）中医药为世界健康贡献力量

2018年6月，世界卫生组织发布了《国际疾病分类》，首次将包括中医药在内的传统医学列入分类系统。

2019年5月，第七十二届世界卫生大会审议通过了《国际疾病分类第十一次修订本（ICD-11）》，首次纳入起源于中医药的传统医学章节，标志着中医药正式接入国际主流医学这一分类体系，这在中医药发展史上具有里程碑式的意义。

2018年11月18日，第十五届世界中医药大会在意大利罗马闭幕，会上发布了《罗马宣言》，并确立每年10月11日为"世界中医药日"。

2019年，第十六届世界中医药大会暨"一带一路"中医药学术交流活动在匈牙利首都布达佩斯举行，发布了中文版和英文版世界中医学专业核心课程教材各14册。

教材的编者、译者队伍庞大，教材由来自数十个国家和地区、近400位中外中

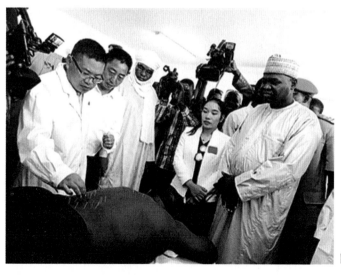

国际友人体验针灸

医医生共同撰写，主要目的在于培养符合临床需求的中医师，重点阐述了国外常见的、确有疗效的中医药疾病防治方法。

这套教材的出版发行，有助于全面、系统、准确地向世界传播中医药学，也有助于在世界范围内培养中医药人才，从而更好地推进中医药在海外的发展。

截至2019年，中医药已传播到全球183个国家和地区，它不仅是中国与东盟、欧盟、非洲等地区和组织进行卫生经贸合作的重要内容，也是中国与世界各国开展人文交流、促进东西方文明交流互鉴的重要内容。

中国已与40多个国外的政府、地区、主管机构和国际组织签署中医药合作协议，在"一带一路"相关国家和地区建立了一批中医药海外中心，在30多个国家和地区开办了数百所中医药院校。

据世界卫生组织统计，有103个会员国认可使用针灸，其中29个设立了传统医学相关的法律法规，已有18个海外国家及地区将针灸纳入医疗保险体系。

中药逐步进入国际医药体系，并且已经在俄罗斯、古巴、越南、新加坡、阿联酋等国以药品形式注册。

2020年，中医药"一带一路"全方位合作新格局已基本形成，我国与沿线国家合作建设了30个中医药海外中心，中医药将为维护人类健康发挥更加积极的作用。

【案例】为使中医药更好地服务于人类健康，以广药集团为代表的医药企业一直致力于推进中医药"国际化"。早在2008年，白云山板蓝根就成为美国国立卫生研究院（NIH）资助研究的中药产品；旗下白云山奇星的华佗再造丸已连续十多年位居全国中成药出口量前列，并进入俄罗斯等多个国家的医保目录；脱胎于中医药的王老吉凉茶，销售"足迹"遍布全球五大洲，出口到60多个国家和地区，如今有华人的地方就有王老吉。

广药集团还在澳门设立了国际总部，发挥自身在中医药产业方面的优势，着力构建包括医药产品研发、先进制造、商贸流通、文化体验与健康养生的医疗健康产业完整生态，打造具有全球影响力和国际竞争力的医药科技、文化和产业品牌。

（三）打造人类卫生健康共同体

当前，新冠肺炎疫情正在全球蔓延，成为世界性的安全威胁，给全球公共卫生安全带来巨大挑战，团结合作是最有力的武器。

在人类命运共同体理念正式提出七周年之际，习近平总书记于2020年3月首次发出了"打造人类卫生健康共同体"的崭新倡议，得到国际社会积极响应和高度肯定。

生命健康权无国界、无种族、无关社会发展水平，尊重全世界各国人民平等的生命健康权，也是人类命运共同体理念的应有之义。

病毒没有国界，疫情不分种族，唯有团结协作、携手应对，国际社会才能战胜疫情，维护人类共同家园。

命运与共，行胜于言。人类与传染病的斗争由来已久，历史和实践表明，没有病毒能够击垮人类。

其中，博大精深的中医药对维护人类健康有着非常重要的作用和不可替代的优势。

中医药在全世界范围内传播、传承、创新、发展，不断为全球健康服务贡献"中国智慧"和"中国方案"。

第二节　"中国处方"拯救生命

中医在海外具有非常顽强的生命力，可以说，哪里有华人，哪里就有中医。

特别是中国到海外定居、留学和旅游的人越来越多，同时他们也将中医带到了世界各地。

中医药学包含着中华民族几千年的健康养生理念及临床实践经验。

针灸、按摩、食疗、喝汤药……这些以往在中国人中盛行的医养方式正在被越来越多的外国人所熟悉和追捧。

中医药的国际影响力日盛。走向世界，凭的是实力，靠的是疗效。惟其如此，中医药才能行稳致远。

走向世界，必须立足人类卫生健康共同体，拿出解决难题的中医药方案。

当前，中医药发展迎来天时地利人和的大好时机，我们不能"孤芳自赏"，而要"美美与共"。

一、一株小草改变世界

一株小草——青蒿，从中提炼出的青蒿素，解除了全世界疟疾病人的痛苦，

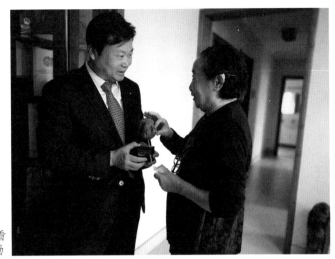

广药集团董事长李楚源看望诺贝尔奖获得者屠呦呦

是中医药送给世界的礼物，也是中医药为人类健康作出的贡献。

2015年10月5日，诺贝尔奖委员会宣布将本年度生理学或医学奖授予时年85岁高龄的中国女药学家屠呦呦，以表彰她在疟疾治疗研究中取得的杰出成就。

中国生物医学界首次获此殊荣，国人无不欢欣鼓舞。

屠呦呦与同获该奖的日本科学家木村智、爱尔兰科学家坎贝尔在德哥尔摩卡罗琳学院出席授奖仪式，三位分别代表中、日和西方医学界的科学家同时出现在标志世界医学领域顶峰的舞台。

意味深长的画面，至少表明：经过几代人不懈的努力，曾经被误解、轻视的传统中医学终于华丽转身，获得应有的荣耀与尊严。

二、一枚银针连通中西

中国针灸以其悠久的历史闻名于世，加之疗法简便、有效、价廉等特点，成为受人追捧的养生保健和诊疗方式，也得到全球越来越多人们的喜爱和信赖。

中医针灸和藏医药浴法也分别被列入人类非物质文化遗产代表作名录。

自1972年中美邦交正常化，针灸开始大规模走出国门已过去50年。以针灸为先导的中医药遍及世界各地，这是历史上最大的中医药针灸文化输出。

美国、澳大利亚、加拿人等发达国家已陆续对针灸立法。目前各个国家对针灸、推拿等都有着不同的接受层次，不过越来越多国家政府确立了针灸在本国的合法地位。

我国已经制定了包括普通针刺、艾灸、头针、耳针、三棱针、拔罐、穴位注射、皮肤针、皮内针、穴位贴敷、穴位埋线等针灸技术操作规范的国家标准及《耳穴名称与定位》规范，这对于促进针灸在国际上的广泛传播具有深远意义。

国际上，以中国"针灸学鼻祖"皇甫谧著作《针灸甲乙经》为基础，制定国际标准，在561个国际标准穴位中，有559个穴位定位与中国国家标准相同。

三、一缕药香穿越古今

"一碗汤药"副作用小、疗效好、价格便宜，一个方剂能治疗或预防多种疾病。

中医药以其在疾病预防、治疗、康复等方面的独特优势受到许多国家民众广泛认可，在促进文明互鉴、维护人民健康等方面发挥着重要作用。

中医药是中华民族的瑰宝，是5000多年文明的结晶，是中华优秀传统文化的重要载体。

2500多年前编成的诗歌总集《诗经》中就记载了130多种植物。

2000多年前丝绸之路开通以后，中医和造纸、冶铁等经中亚传播至世界。历史上，中国人民依靠中医药治疗了很多疫病。

仅新中国成立后，20世纪50至60年代治疗乙型脑炎、90年代治疗出血热、

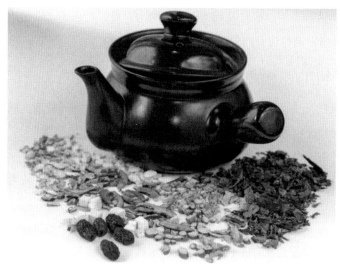

神奇的中药

2003年抗击"非典"、2020年全世界正在共同攻克的新冠肺炎难题……中医药都功不可没。

第三节　疫情方显中医药本色

在全球抗疫的当下，中医不仅成为中国抗疫方案的亮点，也成为全球抗疫的重要担当。

中国科学院院士、中国中医科学院首席研究员仝小林表示，有人说是这次疫情"救"了中医，其实与其说"救"中医，不如说这次战"疫"彰显了中医药的特色和优势，我们应该进一步树立文化自信，而中医自信是文化自信的一部分。

这次大疫是一次大考，也让我们重新衡量了中医在未来医学体系中的位置。

一、辨证论治，创抗疫良方

新冠疫情来袭后，在习近平总书记亲自指挥部署下，中国打响了最全面、最严格、最彻底的防控阻击战。

14亿多人同舟共济、众志成城，全国330多支医疗队、4万多名医务人员赶赴湖北抗疫，历时2个多月，积累了宝贵的中西医结合抗疫经验。

中医参与力度和广度也是前所未有，先后近800名中医专家，近5000名中医医务人员参与一线救治。

尽管人数仅占全部支援医务人员的约十分之一，却在中国新冠肺炎诊疗方案上书写了重要的一笔。

治好病才是真功夫，疗效是最好的证明。

2020年3月23日召开的国新办新闻发布会上，中央指导组成员、国家卫健委党组成员、国家中医药管理局党组书记余艳红公布了一组数据：在全国新冠肺炎确诊病例中，有74 187人使用了中医药，占比91.5%，其中湖北省有61 449人使用了中医药，占比90.6%。临床疗效观察显示：中医药总有效率达到90%以上。中医药能够有效缓解症状，能够减少轻型、普通型向重型发展，能够提高治愈率、降低病亡率，能够促进恢复期人群机体康复。

作为一种从未在人体中发现的冠状病毒新毒株，在不知传染源、没有特效药、无疫苗的情况下，中医为什么敢出手迎战疫情呢？

疫病袭击，中医药积累了宝贵的经验和有效的方剂。

《说文解字》中解释"疫"："民皆疾也。"中国中医科学院编辑出版的《中国疫病史鉴》记载，从西汉到清末，中国至少发生过321次重大流行瘟疫。但中国历史上，并没有出现过西班牙大流感、欧洲黑死病那样夺去数千万人生命的悲剧，正是因为除病济世的重任一直由中医担当。

孙思邈的《千金要方》、张仲景的《伤寒杂病论》、吴又可的《温疫论》、吴鞠通的《温病条辨》等经典著作，均系统总结了中医药防治传染病的基础理论、临床实践、方剂药物和技术方法等。

张伯礼院士、刘清泉、齐文升等多位专家均认为，从中医角度来看，新冠肺炎正符合"湿毒疫"的特点。

为指导广大医护人员更好地救治新冠肺炎患者，出台并不断优化诊疗方案是此次抗疫重要经验之一。

"三药三方"，历久弥新。急症治疗是中医真正的优势。

为统筹推进中医药疫情防治重点科研攻关工作和中长期中西医结合传染病防控机制的建立，国务院应对新冠肺炎联防联控机制科研攻关组专门设立了中医药专班，针对疫情防控问题通力合作。

结合新冠肺炎的流行特点，专家们"边救治、边总结、边完善"，通过临床筛选出的有效方剂"三药三方"：清肺排毒汤、化湿败毒方、宣肺败毒方、金花清感颗粒、连花清瘟胶囊、血必净注射液，在抗疫中显示了良好的疗效，发挥了重要的作用。

抗疫良方"清肺排毒汤"是由汉代张仲景所著《伤寒杂病论》中的多个经典方剂优化组合而成。

在我国《新型冠状病毒肺炎诊疗方案》（试行第七版）中，清肺排毒汤被列入中医临床治疗期首选。

"辨证论治"确定中医药个体化诊疗。中医药的特色和优势在于辨证施治，根据疾病的不同发展阶段，因人、因时、因地，三因制宜确定相应治疗方法。

《新型冠状病毒肺炎诊疗方案》的中医治疗部分，明确强调"辨证论治"，要求根据患者病情轻重列出症状的不同表现，开出相应方剂。

结合本地气候特点、人群体质等因素，浙江、甘肃、湖南、天津、北京等全国24个地区出台了地方中医药干预方案，内容更具体，覆盖人群更广泛，体现出中医药因时、因地、因人"三因制宜"的特点。

但面对大量病因相同、症状相似的发热患者，中医又参照古人经验，用通治方药供患者普遍服用。

例如，张伯礼院士提出对四类人群（确诊、发热、疑似、留观）采取分类管理、集中隔离；对集中隔离的疑似、发热患者采用"中药漫灌"的治疗方法，给予以治湿毒疫为主要功效的中药袋装汤剂。

这些兼具针对性与操作性的建议，成为全国疫情防控工作的重要决策。对轻症患者，采用中医药组合疗法。

中央指导组落实"应收尽收，应治尽治"，建立方舱医院收治轻症患者。"中药进方舱、中医包方舱"获得批准后，中医医疗团队进驻武汉江夏方舱医院，即采取中医药组合疗法。患者每天两袋中药汤剂；耳穴压豆调理患者咳嗽、头痛、失眠；穴位敷贴驱寒祛湿，缓解颈肩腰腿痛；八段锦疏通经络，调理气血，强身健体。

江夏方舱医院从2020年2月14日开舱到3月10日"关舱大吉"，在26天运营期间，收治病人564人，合计治愈392人，创下了3个"零"纪录——零加重、零复阳、医务人员零感染。

救治重症，中西医结合。

张伯礼院士指出，中药有助于降低轻症转成重症的比例，这是核心指标。而中西医结合有助于降低重症患者的死亡率。

如果没有西医的呼吸机，没有呼吸支持、循环支持等综合救治，病人连命都保不住，中医的治疗也无从谈起，因此救治重症患者，中西医合作是致胜关键。疫情发生后，习近平总书记多次强调，坚持中西医结合、中西药并用。

中西医结合成为这次疫情防控救治的亮点、重要保证，也是我国向国际社会提供的中国智慧和中国方案。

坚持中西医并重、中西医结合，是我国新时期卫生健康方针之一，也是我国医药卫生制度的突出特色。

一切，都是为了生命！

保健预防，增强人体免疫力。在新冠肺炎病毒的日常防控方面，中医专家给出的"保健预防"建议措施也被广泛推广，并起到非常好的效果。

首先，戴口罩是全国人民外出必备防护措施，尤其是在飞机、公交、办公场所等人群聚集、相对密闭的空间。

第二，提高自身免疫力，可通过运动（例如中医推荐的八段锦等）升发阳气，阳气足则可以保护身体不易被外邪侵袭；根据个人体质选择一些药食两用的药材做成代茶饮，如金银花、草果、邓老凉茶等，起到保健预防作用。

还可选择简便价廉的方法，例如中医芳香疗法增强体质、预防病毒感染（我国古代就有佩戴香囊的习俗，香囊作为芳香疗法的延伸，主要作用就是祛寒湿、通七窍、消积滞、强筋骨、杀疫毒、增强身体抵抗力等）；做到不熬夜，生活作息规律；在饮食上可补充大蒜素和多种维生素等，大蒜素有抑菌、抗病毒作用，维生素则可抗氧化损伤，增强人体免疫力。

第三，中医治疗调理自身慢性病，把身体调整到健康平衡状态，防患于未然。"八段锦功法"深受国人青睐。它是一套独立而完整的健身功法，起源于北宋，至今共八百多年的历史。古人把这套动作比喻为"锦"，意为五颜六色，美而华贵，体现其动作舒展优美。

现代八段锦在内容与名称上均有所改变，此功法分为八段，每段一个动作，故名为"八段锦"，练习无需器械，不受场地局限，简单易学，节省时间，作用极其显著；适合于男女老少，打一遍八段锦，可使身体出现轻松舒适、呼吸柔和、意守绵绵的静养状态。

二、世卫赞誉，显中医药本色

新冠肺炎疫情发生以来，我国政府一直本着对人民健康高度负责的态度，采取了最全面、最严格的防控举措，很多举措远远超出《国际卫生条例》要求，被世界卫生组织称赞为"设立了应对疫情暴发的新标杆"。

"中国的方法是我们目前唯一知道被事实证明成功的方法。"

"面对一种未为人知的新型病毒，中国采取了恢宏、灵活和积极的防控措施，古老的方法加以现代化的科技，产生了更大的效果和产出。"

中国抗疫的方法，放到世界上任何一个地方都将是确实有效的。

2020年2月24日，在中国—世界卫生组织新冠肺炎联合专家考察组记者会上，世卫组织总干事高级顾问布鲁斯·艾尔沃德对中医药在抗疫治疗中的优势表示称赞。

据中国日报网2020年3月6日报道，世卫组织在日内瓦召开记者会时，世卫总

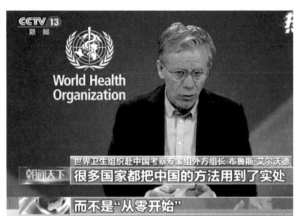

世卫组织总干事高级顾问（赴中国考察专家组外方组长）布鲁斯·艾尔沃德

干事谭德塞及多位专家向媒体表示，中国中医药防疫的成功经验值得世界学习。

病毒感染没有国界，疫情是人类面临的共同挑战。

如今，新冠肺炎在全世界肆虐，大医精诚、普救含灵，愿中西医联合，通过科学防治、精准施策、度过疫情、世界安康。

2021年5月21日，广州又发生了本土疫情，全部患者被广州市第八人民医院收治，专家通过研判，得出了治疗方案："目前对于新冠病毒Delta变种，无特别的药物能够抑制。因此目前停用所有抗病毒药物，主要采用中药治疗、对症治疗和支持治疗。"中医药再一次被推到了抗疫第一线。对于在广州发现的变异病毒，中医药治疗不针对病毒，从中医角度运用中医理论、病因病机，以暑湿疫论治，用中医药辨证治疗非常明智。

【案例】新冠肺炎疫情期间，以广药集团为代表的中医药产品受到海外青睐。美国等海外多地对板蓝根颗粒的需求量飙升，海外订单数量明显增多，广药集团紧急定制了10 000包海外装白云山板蓝根驰援美国等地；此外，王老吉克感利咽口服液也在战疫中也起到了积极的作用，下一步广药王老吉将积极加快海外政策沟通，加速海外中药的注册，助力国际早日打赢这场疫情攻坚战。

三、走出国门，共享中国方案

疫情全球大流行已经成势，国外抗疫正在关键时刻，世界人民迫切需要中医药防疫治病。

以疫情为契机，中医药抗疫经验走出国门，与世界共享独具中医药文化匠心的中国方案,正当时!

英国路透社、美国福克斯新闻、加拿大《环球邮报》网站、印度《经济时报》、我国面向全球发行的英语综合性报纸《环球时报》等,都发布了中医药在帮助世界各国居民积极抗"疫"的相关报道。

据路透社报道,美国纽约在2020年3月初宣布新冠肺炎病例后,中药在纽约市场需求激增。唐人街几家中药店人士称,自2020年2月以来,美国不少地区用于缓解流感症状及增强免疫力的中药订单数量几乎翻了一番。原本40磅(约18公斤)药材可供应两到三周,但现在几天就卖完了。板蓝根冲剂、金银花等中药已很难买到,并且还在涨价中。

报道中同时提到,中药在海外市场需求量激增与世卫组织于2019年正式认可针灸和中草药等传统中医药疗法的良好效果有直接关联。

为预防这场突如其来的瘟疫,欧洲等国竞相用大锅煮熬中药,向当地广大市民免费提供。

匈牙利是第一个大锅熬煮中药供市民免费饮用,进行预防的国家。匈牙利侨胞介绍,大锅中药在匈牙利非常受欢迎。药方来自张仲景的《小建中汤》,在方子基础上,根据华人、欧洲人体质不同,各有加味。药材是欧洲当地种植而成,鉴于药性差异也有所调整。

2020年3月11日,国家卫健委高级别专家组组长、中国工程院院士钟南山教授与欧洲呼吸学会候任主席安妮塔·西蒙斯博士视频连线。钟南山院士在向欧洲呼吸学会介绍中国抗击新冠肺炎疫情的成果和经验时表示:一些中药已在实验室内进

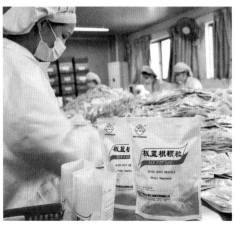

白云山和黄中药公司加班加点生产板蓝根出口装,驰援全球

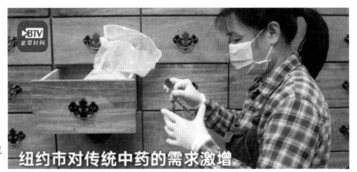

中药在美国纽约等地市场的需求激增

行了细胞层面测试，研究证明中药对抗病毒和抗炎有效。

《环球邮报》报道称，德国研究人员于2003年研究发现，一种甘草根提取物可能会对抵御SARS有帮助。这项研究报告作者之一、病毒学家因德里希·奇纳特尔说，武汉建议使用中药"是有道理的，它应与西药结合使用"。

"在西方医学中，我们的药物仅能攻击一个具体目标。而用中医疗法，则可以防止病毒吸附细胞、病毒复制等。"该专家表示。

在英国，中药需求快速上升。《经济参考报》记者调查报道：英国伦敦的一些中药店在疫情期间销售额均有所增加。疫情来袭，英国对各种提高免疫力的中草药及清肺排毒汤和连花清瘟胶囊等部分中药需求快速上升。

在意大利，中药成为部分本土市民的首选并获得认可。《环球时报》报道：自意大利疫情暴发以来，不少在意大利的中药商铺，根据国内中医药专家公开的配方，调配了方剂销售，很多意大利居民前来购买服用此方，并对其表示认可。

《杭州日报》2020年3月11日报道：由浙江中医药大学、甘草医生、温州高温青年社区等共同发起并得到国内多家中医药企业支持的活动，免费捐赠3万份中药预防颗粒剂、2万枚防疫香囊等物资驰援意大利，帮助海外侨胞及所有需要帮助的病患者战胜疫情。

预防颗粒剂具有清热解毒、芳香化湿功效。全部为药食同源药材，无毒、副作用，无须煎煮，开水冲泡即可服用，香囊具有芳香化湿，辟秽解毒作用。

伊朗当地卫生部门和医院建议中方专家提供一些关于中国临床经验和治疗方案的论文以供参考，如以康复患者血浆治疗及中药治疗方案等。中国科学院院士仝小林向伊朗建议：对密接人群，主要用藿香正气滴丸，对于发热人群和疑似病人，主要用莲花清瘟和金花清感两种药物。

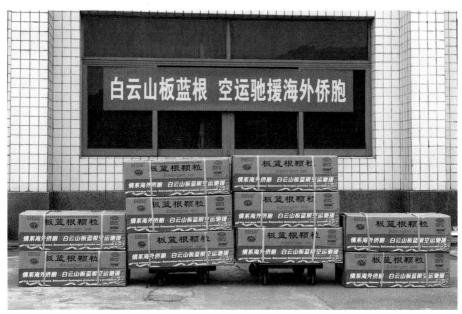

白云山板蓝根空运驰援海外侨胞

　　印度《经济时报》刊发标题为"传统（医学）前来救援：中国正利用已有成百上千年历史的中医药治疗新冠肺炎患者"的文章，报道并盛赞了中医药在抗疫中的作用。

　　韩国希望借鉴中医药预防、治疗新冠肺炎的经验。尤其是借鉴参考防治新冠肺炎有效方剂临床筛选研究的模型，希望从韩国本土产的药材里找到对预防、治疗新冠肺炎有功效的药材，组成方子。更希望把中国成功的经验、有效的方子更直接快速地投入使用。

　　新华社2020年3月23日电：中医药以前是、现在是、未来仍然是人类抗疫的重要武器。

　　目前我国已通过远程视频交流、提供技术方案等方式，向日本、韩国、意大利、伊朗、新加坡等国家分享救治经验；向意大利、法国等国家和我国港澳地区等十几个国家和地区捐赠了中成药、饮片、针灸针等药品及器械。

　　"化湿败毒方"被国外朋友亲切称为"Q-14"，Q英文谐音Cure，取治愈、解药之意，"14"代表方子由14味药组成，进而引申为俗语"One for all, all for one"（我为人人，人人为我），表明中国愿与各国人民并肩作战，共抗疫情，共享中医药的经验和成果。

第四节　"中医西用"话健康

随着人们对大健康产业的日益重视，消费者已不再局限于本国医疗健康产业，跨境医疗服务成为不少国家和地区发展大健康产业的着力点，由此各国发展了独具本国优势的特色健康产业。如日本温泉疗养、韩国整形美容、美国肿瘤治疗、德国骨科治疗、英国心脏治疗、哥斯达黎加牙科治疗等。中国的特色医疗产业毫无疑问就是中医。

与西医偏重对疾病问题的诊断和治疗不同，中医从诞生之初就蕴含了大健康的理念。

一、医食同源话药膳

传统中医药非常重视"药食同源"理念，通过辨证施膳，做到食养结合、治防并举，《黄帝内经》"治病必求其本""药以祛之，食以随之""人以五谷为本"等记载，提出了"毒药攻邪，五谷为养，五果为助，五畜为益，五菜为充，五味合而服之，以补精益气"的膳食配制原则。

时至今日，药膳早已脱离了药学的范畴，成为寻常百姓家餐桌上的食品，各类药膳食品、保健饮料层出不穷。

市面上还出现了很多专门的药膳餐厅，将药膳作为餐厅经营主打，为每一位上门顾客量身打造养生药膳。药膳发展到今天，早已不仅仅是医者的专利，而成为追求健康饮食人士的宠儿。

中国药膳更是走出国门，各式养生药膳产品广受海外人士的欢迎，风靡全世界。

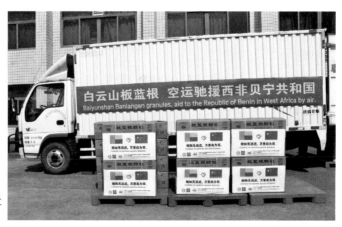

白云山板蓝根空运驰援西非贝宁共和国

美国是一个民生富裕、医药知识普及的国家，美国人的膳食向来以肉类和马铃薯为主。

20世纪50年代后快餐文化席卷全美，高加工、高脂肪、高盐分、高热量的快速餐饮服务征服了美国大众的胃肠。汉堡、薯条、可乐成为美国食物的主宰，这种时尚造成的后果是严重的。

美国专家呼吁，改变传统的饮食习惯，能使美国人的平均寿命延长10年以上。

《饮膳正要》是我国甚至是世界上最早的饮食卫生与营养学专著。这一部专讲饮食和营养的书籍，由元朝饮膳太医忽思慧所撰，著成于元朝天历三年（公元1330年），全书共三卷。

卷一讲的是诸般禁忌，聚珍品撰；卷二讲的是诸般汤煎，食疗诸病及食物相反中毒等；卷三讲的是米谷品，兽品、禽品、鱼品、果菜品和料物等。

忽思慧在朝廷做御膳医10多年，负责宫庭中的饮食调理、养生疗病诸事，加之他重视食疗与食补的研定与实践，因此得以有条件将元文宗以前历朝宫廷的食疗经验及时加以总结整理，他还继承了前代著名本草著作与名医经验中的食疗学成就，并注意汲取当时民间日常生活中的食疗经验。

二、静养运动话保健

前贤有云"流水不腐，户枢不蠹"。

药王孙思邈认为，运动能使"百病除行，补益延年，眼明轻健，不复疲乏"。

运动养生指运用传统的体育运动方式进行锻炼，以达到健身、防病的养生方法。

但中医养生，以静养为主，主张运动适度，以微出汗为好，不主张大汗淋漓，以免损耗阳气。

合适的运动最养生，使阳气升发而不耗，周身气血运行略加快，脏腑机能趋于平衡。

孙思邈在《千金要方》中指出"养性之道，常欲小劳，但莫大疲及强所不能堪耳"。

西方一家保险公司调查了5000名已故运动员生前健康状况后发现，其中有些人40—50岁左右就患了心脏病，许多人寿命竟比普通人短。这是因为剧烈运动会破坏人体内外运动平衡，加速某些器官的磨损和生理机能失调，结果缩短生命进程。

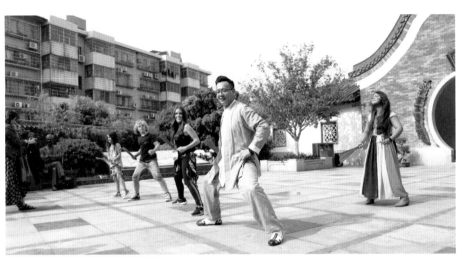

外国友人在神农草堂体验八段锦养生艺术

　　运动养生形式大致有二。一是形式多样的民间健身法，方法简便、器械简单、饶有趣味、普及性强。二是自成套路的系统健身法，能够使人体各部分得到较为全面和系统的锻炼，层次较高，这些健身功法大多源于道家和佛家，世代相传，西方人士也广为追捧、慕名学习。如五禽戏、八段锦、太极拳、气功保健、少林拳、易筋经等。前美国第一夫人米歇尔到访成都期间曾体验并盛赞太极健身操。

　　广药集团为保障职工健康，推广培训奇星华佗太极健身操。它融合太极混元功法和华佗五禽戏，结合了易学阴阳五行学、中医经络学、古代导引术和吐纳术，是一种身心同修、练养相兼、刚柔并济的功法。

　　华佗太极健身操作为太极传承与创新的改良版本，具有简单易学的特点，尤其是针对现代人"三高"频发的情况，专门融入五禽戏的动作进行改编，对中风具有良好预防和康复理疗效果，尤其受到广大市民的欢迎。

三、针灸按摩话理疗

　　针灸、按摩、拔罐、刮痧是我国传统医学中的物理诊疗方法，有着享誉世界的确切疗效，深受中外医学界的推崇和喜爱。

　　根据我国传统医学中的脏腑经络理论，通过揣摩遍布人体的各种穴位，辨别穴位和人体脏腑经络之间的联系，针对各经络气穴出现的气不通、气不足、气过盛等不同情况运用针灸、按摩、拔罐、刮痧等理疗方法来达到治病祛疾的目的。

中医理疗疗效显著、副作用少的优点已被古今中外临床医疗实践所证实，即使是在西医盛行的现代社会，仍能大放异彩。

在2016巴西里约奥运会上，美国游泳运动员菲尔普斯身上的拔罐印记为我国中医传统疗法——拔罐做了免费代言。

美国男子体操选手亚历山大·纳杜尔晒出了拔火罐的照片，他接受《今日美国》采访时说："拔火罐是让我今年保持健康的秘密武器，它的效果比我此前花钱做的其他治疗都好！"

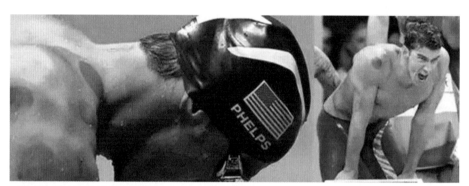

"飞鱼"菲尔普斯的拔罐印记

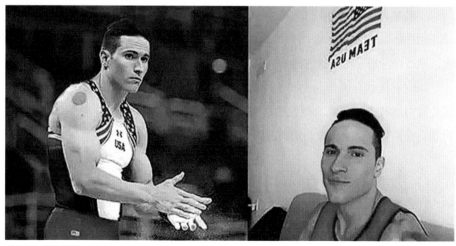

美国男子体操选手的拔罐印记

四、中医美容话内补

中医美容健身学历史悠久，是一门以人体健美为目标，由多种基础、临床学科相互交叉而成的新兴中医学科。

化学化妆品的修饰只停留在表面并可能伴随副作用，随着全世界美容消费者自我医疗保健意识的增强，以及中医药在国际上的推广，人们越来越渴求绿色环保、纯天然制品，这使得中医养生美容市场的发展十分迅猛。

中医美容讲究外调内养。如"发为血之余，补血活血，乌发养发""血瘀孙络，则形成斑，活血化瘀消斑""虚则补之，实则泻之"等中医法则早已深入人心，从中药和天然药物中筛选出增强免疫力的药物，首选滋补类中药；筛选心血管药物，则首选活血化瘀类中药等。这些经验和知识已成为大家的共识和财富。

中医美容注重整体，将容颜与脏腑、经络、气血紧密连结，中药内服、外敷、针灸、推拿、气功及食疗等手段均体现出动中求美的观点，使经气畅通，并且简便易行、安全可靠，作用广泛而持久。中医美容在保健美容和治疗损容性皮肤病方面独具特色，从而显示了它所蕴藏的特殊潜力。比如当女性面色偏黑，皮肤粗糙。那么使用的产品中若含有一些祛风类的药物，如防风、白芷等都能够良好地治理风邪外袭的症状。同时市场上也有很多商家，对以往那些常用于中医美容的药材进行提纯做成纯露、爽肤水或者面膜等，如积雪草提取的水乳可以淡斑消斑。

虽然韩国整形美容产业发达，但中医已经成为中韩美容养生文化交流的重要纽带。在韩国，中医被称为汉医，一向深受韩国民众喜爱，很多韩国明星都是汉医馆的常客。很多韩国的医师及健康行业从业者都开始学习中医，希望借此提升专业素养。

下篇

哲学源于生活，高于生活，最终还要归于生活。

在前文里，我们与读者一同思索健康哲学，认识健康方案。在下篇当中，我们将穿梭古今、走进生活，更微观、更细致地看见健康哲学在生活中的价值。

"寿"，是中国人对长者的美好祝愿，也是人们对美好人生的期许。它不仅代表着生命在时间上的延续，更意味着高质量的生活。在第七章中，我们站在历史的巨人之肩上，学习"古今长寿名家的养生秘籍"。从中，读者将领略到一种共通的健康人生智慧，如林中之木，顺自然而生；如涧中之水，因至柔而刚。

千秋中医药，今朝风日好。第八章中，我们根据广药集团致力于健康事业的实践，为读者介绍新时代下的"时尚中药"。中药，既历史悠久，又风华正茂，它始终与时代的脉搏同在。

广药集团拥有12家中医药中华老字号，被称为"岭南中医药的活化石"。新的时代背景下，广药集团成为全球首家以中医药为主业迈进世界500强的企业，张伯礼院士在致贺中称赞广药集团"一枝独秀"。作为中医药文化的传承者和传播者，广药集团始终在思考中医药如何拥抱时代、拥抱未来，为人类健康提出"广药方案"。

第九章，我们将目光落到每个人的生活中，为读者解读经常遇见的健康问题，对基本的养生常识进行普及，希望借此为读者的日常保健提供一定的参考和帮助。

启卷至此，相信读者们对健康哲学已经有了新的思索。健康是生命的沃土，也是人生行稳致远的基石。

愿君安康！

第七章 古今长寿名家的养生秘籍

在我国浩瀚的历史长河中，涌现了多位医术高明，流芳百世的名家，他们身体力行自己的养生理论，大多长寿百岁，诠释了"自古名医多长寿"的说法，他们留下的中医宝典和养生方略千古流传，给后人无数的启迪和指引。

本章只选取古今几位有代表性的长寿名家，介绍他们的养生方略，希望对后人的日常养生有所启发与导引。由于作者才疏学浅，难免挂一漏万。

第一节 中医鼻祖岐伯的养生经典

一、岐伯与"岐黄之术"

相传岐伯是中国上古时代最著名的医生，是中医学奠基之作《黄帝内经》基本理论和思想方法的最初构建者，岐伯被后人称为医家之祖。后人将中医学称为"岐黄"或"岐黄之术"。

宋《路史》载："古有岐伯，原居岐山之下。黄帝至岐山见岐伯，引载而归，访于治道。"

黄帝在岐地寻访有道之人，发现了很有才能的岐伯，于是黄帝恭请岐伯为臣，贵遵为天师，谋讨济世通途，帮助他治理天下。

岐伯与黄帝合著了医书《素问》《灵枢》，合称《黄帝内经》，开辟了中医著述之先河。

其中内容多以他与黄帝答问的体裁写成，所以，记载"岐伯"的最早的文献应该是《黄帝内经》。

岐伯继承《周易》之哲学思想，吸收消化炎帝、神农以来的医学知识，加上自己的医学实践，又与同时代医家雷公等探讨切磋，整合创新，形成了《黄帝内经》的基本理论框架。

《黄帝内经》阐明了阴阳、五运、六气和脏腑、经络说，探究了人的呼吸系

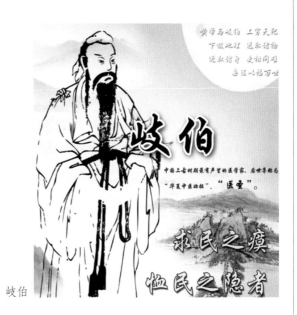

岐伯

统、循环系统、消化系统、神经系统等各系统及其相互关系，是中国首部内容丰富，影响最深远的中医典籍。

二、岐伯的主要养生思想

岐伯制定了中医养生的总原则，重视精神养生以及倡导治未病，许多延续至今的养生原则最早都是由他提出来的，其养生思想可以归纳为三个"最早"。

（一）最早提出"养生"的概念

岐伯在论述十二脏腑及其相互关系后指出："凡此十二官者，不得相失也。故主明则下安，以此养生则寿，……主不明则十二官危，使道闭塞而不通，形乃大伤，以此养生则殃……"，这段论述中两次提到的"养生"，就是后世中医"养生"一词的最早出处。

这段话的意思是说，只有掌握了以心为主宰，各脏腑之间分工协作、相互为用的藏象学说，才能更好地养护生命、维持健康。反之，就会使脏腑功能发生紊乱，甚或失调，从而影响到健康的维护，甚至对人的生命造成危害。

岐伯向黄帝介绍道："上古之人，其知道者，法于阴阳，和于术数，食饮有节，起居有时，不妄作劳，故能形与神俱，而尽终其天年，度百岁乃去。"这段论述，言简意赅，概括了中医养生的五大原则。

"法于阴阳，和于术数"是指一切养生之法，首先要遵循自然界的阴阳变化

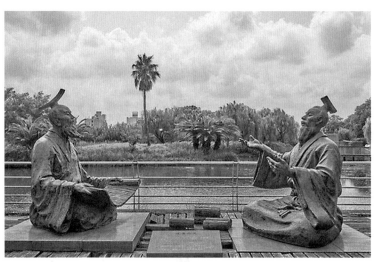

岐黄之辩

规律，符合养生之道。"食饮有节"是指饮食有节制，饮食有规律，固定时间进食，不暴饮暴食，不过饥过饱，以免损伤脾胃。

岐伯说："谷肉果菜，食养尽之，无使过之，伤其正也。"意思是饮食营养要全面，饮食结构要合理，营养不足或是营养过甚，都会损伤人的正气。

"起居有时"就是要求按照自然的时间规律来安排生活起居。例如按照"日出而作，日落而息"的时间原则来安排每天的作息时间。

"不妄作劳"是指不随意或过度使用自己的精神形体，主张劳动与锻炼，但讲究在自己的承受能力范围内适度，不提倡过度劳累与完全安逸。

"形与神俱"是指精神与形体的高度统一，不仅要注意形体的保养，而且要注意精神的调摄，使形体强健，精力充沛，身体和精神得到协调发展。

岐伯还提出了养生的最高目标，就是"尽终其天年，度百岁乃去。"天年是自然赋予人类的预期寿命，把天年与百岁联系起来，说明岐伯已然把人类的预期寿命定格在百岁左右。

这一论断，与现代生命科学提出的人类预期寿命是哺乳类动物成熟期5—7倍的说法，是高度契合的。

（二）最早重视精神养生

岐伯认为，人体脏腑的生理活动，与精神情志密切相关。他最早提出人的疾病与精神状况直接相关，指出了精神养生的重要性。

岐伯认为，脏腑功能活动平衡协调，则精神情志正常；一旦脏腑功能失常，人的精神情志思维意识必然受到影响。

岐伯在《黄帝内经·素问·宣明五气论》所说的"心藏神，肺藏魄，肝藏魂，脾藏意，肾藏志"，就是进一步把脏腑功能与精神活动联系起来的论述。

临床实践表明，心的功能失常，就会出现失眠、多梦、神志不宁甚至昏迷不醒等表现；肺的功能失常，常会出现忧愁、悲伤等情志变化；脾的功能失常，常会因思虑过度而出现胃胀、腹胀、便秘或腹泻等症状；肝的功能失常，就会出现易怒、抑郁、焦虑等肝失疏泄的表现；肾的功能失常，就会出现易受惊恐、情志不定、手足无措等症状，恐则气下，严重者还会出现大小便失禁。

岐伯在《黄帝内经·素问·上古天真论》说到："恬淡虚无，真气存之，精神内守，病安从来。"即保持精神清静愉悦，心志平和安宁，没有贪求妄想、患得患失之念，使自己的精神情志活动始终处在一个良好的状态，强调了精神养生的重要性。

人们常说，心态决定动态，动态决定状态。精神养生法是一种通过净化人的精神世界、节制贪欲、调节情绪，使人的心态平和、乐观、开朗、豁达，从而达到心身健康、延年益寿的养生方法。

岐伯所倡导的精神养生，在后世得到了相当程度的传承与发展。

例如晋代嵇康的养生"五难"说："名利不去为一难，喜怒不除为二难，声色不去为三难，滋味不绝为四难，神虑精散为五难。"五难之中，精神因素占了四难，充分强调了精神养生的重要性。

唐代名医孙思邈认为，养生首重养性，养性首重养德，养德首重养心。孙氏所提出的养性三心说（即保持善心，培养爱心，少动妄心）就是对岐伯精神养生的高度弘扬和发展。

（三）最早提倡"治未病"

"治未病"的概念最早是岐伯在《黄帝内经》中提出的。

《黄帝内经·素问·四气调神大论》提到："是故圣人不治已病治未病，不治已乱治未乱，此之谓也。夫病已成而后药之，乱已成而后治之，譬犹渴而穿井，斗而铸锥，不亦晚乎？"意思是圣人不是等到疾病已经发生再去治疗，而是在疾病发生之前运用相应措施防止疾病发生，如同不等到乱事发生再去治理，而是在它发生之前就治理。如果疾病已发生，然后再去治疗，乱子已经形成，然后再去治理，那就如同临渴而掘井，战乱发生了再去制造兵器，就一切都晚了。在此生动地指出了"治未病"的重要意义。

《黄帝内经·素问·刺热》记载："肝热病者左颊先赤，心热病者颜先赤，脾热病者鼻先赤，肺热病者右颊先赤，肾热病者颐先赤。病虽未发，见赤色者刺之，名曰治未病。"意思是：肝脏发生热病，左颊部先见赤色；心脏发生热病，额部先见赤色；脾脏发生热病，鼻部先见赤色；肺脏发生热病，右颊部先见赤色，肾脏发生热病，腮部先见赤色。病虽然还没有发作，但面部已有赤色出现，就应予以刺治，这叫做"治未病"。

显然，这里的"治未病"，不是未病先防，而是在病虽未发生、但将要发生之时，采取措施治其先兆。临床上像中风之类的病证，多数有先兆症状，如头眩、肢麻、手颤等，如能及时发现，采取果断措施，就可以避免发病。还有一些发作性疾患，如哮喘病，当出现先兆症状时，或在缓解期，预先采取措施，就可以阻止其发作。

总之，岐伯所说的治未病，就是通过饮食起居、情志调理、运动疗法及针灸药饵等多种措施，调养体质，调理身体阴阳气血平衡，增强人体抗病能力，以达到防止疾病发生目的，是一种让人体少生病、不生病，纵然得病也能早治疗、尽快痊愈的理念。

岐伯治未病的思想，经过张仲景、孙思邈、朱丹溪、叶天士等历代医家的传承和弘扬，逐渐形成了比较完整的中医"治未病"理论。

今天，中医养生方法在对疾病的预防与治疗方面也已显示出了巨大的优势，成为国内医学界关注和重视的热点。

中医养生"治未病"思想，必将成为引领人类健康事业发展的主要方向。

第二节　最长寿的帝王赵佗的养生

一、开发岭南第一人赵佗

毛泽东但凡说起广东，常常会提到三个名人——孙中山、六祖慧能、南越王赵佗，这三个人是岭南文化最有代表性的人物。

其中，赵佗是南越国的创始人，河北真定（今石家庄东古城）人，秦汉时期著名的政治家，他的一生功勋卓著，是开发岭南的第一人，是统一岭南、安定百越的主将。

为了国家的统一，他以大局为重，两次奉汉称臣，接受汉室的封号，作为汉王朝的藩王治理南越，为中华民族的统一做出了卓越的贡献。

赵佗原为秦朝将领，与任嚣南下攻打百越，秦末大乱时，赵佗割据岭南，建立南越国，在岭南建立了中国历史上第一个具有民族自治性质的稳定政权。

南越国在政治经济文化等方面与中原保持着密切联系，利用先进的中原文化和生产技术给广阔的"南越"大地带来了繁荣，推动了岭南地区的经济和文化进步。

赵佗不仅能征善战，而且对养生也很有见地，据传赵佗享年103岁，被称为我国历史上最长寿的帝王，先后见证了汉高祖、汉惠帝、高后吕雉、汉文帝、汉景帝和汉武帝六位当权者的执政过程。

赵佗极为注重日常饮食的养生。赵佗是北方人，刚到岭南水土不服。一位黄姓食官为他摸索了调理的汤膳配方，他喝后效果显著，并将养生汤赐名为"尚汤"。自此，南越王便与养生汤结下了毕生之缘。

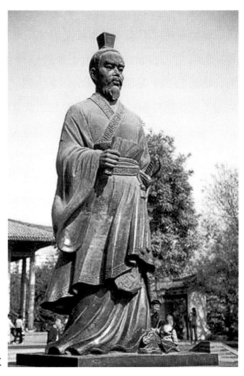

据传我国历史上最长寿的帝王赵佗

相传赵佗还爱吃红枣。2004年末至2005年初，在广州中山四路一带，南越国宫署遗址的一口渗井中，出土了百余枚南越木简，其中有三枚记录了当年南越国内枣树的栽培过程。可以想象，当时"南越"大地上枣树成林，生机盎然的景象。

二、赵佗的养生之道

（一）注重饮食调理，坚持饮用"尚汤"

公元前218年，赵佗自中原来到南越开疆立国。当时，岭南的气候瘴气重、水土卑湿、四季不分明，赵佗难以适应，常常脊背长疮，体困力乏。

府中食官，遍访当地名医，深入民间搜集养生秘方。其中一位黄姓食官从搜集来的近千个养生秘方中，摸索出一个效果显著的汤膳调理养生配方。

他利用越地丰富独特的食材资源，配制出一系列的养生汤料，并以鼎盛之，柴火炖之，短则数小时，长则经日炖煮，然后取其中汤汁，每日献与赵佗饮食。

赵佗喝后身体状况果然大有改善，而且精力、体力更胜从前。于是赵佗大悦，不但把黄姓食官提升为王府最高食官，更将养生汤赐名"尚汤"。自此，南越王养成了毕生喝养生汤的习惯，因为气血充足、精神饱满，此后少有疾病困扰，这也是南越王成为名副其实的"长寿翁"的一个很重要的因素。

受南越王的影响，南越上至钟鸣鼎食之家，下至寻常百姓从此便养成了炖汤、饮汤的养生习惯。如今的广东人以"爱喝汤，善养生"闻名，究其根源，与南越王赵佗坚持喝"尚汤"的养生之道有着直接关系。

因为这一饮食习惯，赵佗"乃自尊号为南越武帝，发兵攻长沙边邑，败数县而去焉"。可见，他政权的稳固得益于他总结和推行的饮食强身健体之法。

（二）喜欢运动健身体，武将本色喜狩猎

南越王懂得长寿之道，他除了注意起居、在日常饮食方面的合理搭配和适时进补之外，还十分注意锻炼身体。

他本来就是武将出身，平常喜欢骑马射箭，于是出外游猎成为他十分喜爱的一项健身运动。他每次出行不仅阵容鼎盛，而且出游的路线也很远。新兴是南越王狩猎的一个好去处。据考古发现，二千年前的新兴树木遮天蔽日、鸟兽成群，他曾在此地狩猎过一头白鹿。白鹿在当时是一种非常吉祥的动物，是瑞兽，赵佗心里非常欢喜，建了一座"白鹿台"来祈求风调雨顺、国泰民安。

（三）深知病从口入，努力寻找优质水源

古人在长期的实践中总结出这样的经验：凡是"生气"旺盛的福地，一定会有水质良好的泉水。广州越秀山脚下就有一座"越王井"。南越王赵佗初到广州时，此处虽是水乡，但海潮泛滥，井水质量普遍不佳。他经过勘察，在越秀山凿井取水，并设置独特的滤水结构保证饮用水的质量。

清代《广州府志》记载，"佗时，（井）深百尺，泉味甘冷，宋番禺令丁伯桂开九窍石覆之，因名'九眼井'，又名'玉龙泉'。""佗饮斯水，肌体润泽，年百余岁，视听不衰。"并称越王井水"乃玉石之津液"，清冽甘甜、水质很好。

除了关注饮水卫生，南越王还注意城市地下水安全。在越王宫遗址里，发现有一条"皇家霸气"的曲流石渠。这条曲流石渠约180米长，由北向南，再向东注入一弯月形石池后又继续西流，蜿蜒贯穿整个御花园，总面积达13 000多平方米。

曲渠从面积达4000多平方米的石构蓄水池中通过"木暗渠"引白云山之水进园。一路蜿蜒贯穿整个御花园，在花园西侧再次顺着"木暗渠"流进珠江。

可以想象，这条以观赏潺潺溪流为主要功用的渠道，对环境的保护起了很大的作用，也是赵佗能长寿的又一原因。

第三节　药王孙思邈的养生十三法

一、药王孙思邈与《千金要方》

孙思邈为唐代著名道士，中医药学家，是我国隋唐时期第一位将道家性命双修养生理论进行总结、诠释和推广应用的伟大的医学家和养生家。

孙思邈少年多病，因而学医，热爱医学，淡泊名利，隋文帝、唐太宗、唐高宗在位期间，曾多次邀请他入朝作官，都被他婉言谢绝。

他一边行医，一边采药，曾先后到过陕西的太白山、终南山，山西的太行山，河南的嵩山以及四川的峨嵋山等地采药行医。

他广泛搜集单方、验方和药物的使用知识，在药物学研究方面，为后人留下了宝贵的财富，人们尊称他为"药王"。

他所著的《千金要方》和《千金翼方》，在我国医学史上有许多重大突破，

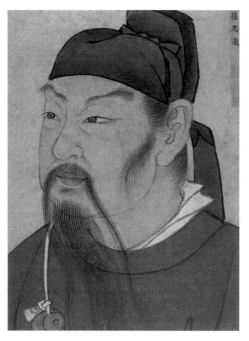

"药王"孙思邈

被誉为是"古代临床医学的百科全书"。

他汲取《黄帝内经》关于脏腑的藏象学说，在《千金要方》中第一次完整地提出了以脏腑寒热虚实为中心的杂病分类辨治法；在整理和研究张仲景《伤寒论》后，将伤寒归为十二论，提出伤寒禁忌十五条，颇为后世伤寒学家所重视。

他搜集了东汉至唐朝以前的许多医论、医方以及用药、针灸等经验，发明了服饵、食疗、导引、按摩等养生方法。

孙思邈对古典医学有深刻的研究，对民间验方十分重视，一生致力于医学临床研究。他的《千金要方》在研究食疗、养生、养老等方面都作出了巨大贡献。

他对内、外、妇、儿、五官、针灸各科都很精通，有二十四项成果开创了中国医药学史上的先河，他对妇科、儿科、针灸穴位的研究也都是前无古人的。

二、孙思邈养生十三法

据有关史料记载，孙思邈140岁高龄才驾鹤西去，无疾而终，这得益于他研究了许多切实可行的养生方法。他发明了养生十三法，经常用此法锻炼，直到年过百岁还视听不衰，神采甚茂，可谓是古之聪明博达长寿者。

发常梳。将手掌互搓36下令掌心发热，然后由前额开始向上扫，经后脑扫回颈部。早晚各做10次。头部有很多重要的穴位。经常做这些动作，可以明目祛风，防止头痛、耳鸣、白发和脱发。

目常运。合眼，然后用力睁开眼，眼珠打圈，望向左、上、右、下四方；再合眼，然后用力睁开眼，眼珠打圈，望向右、上、左、下四方。重复3次。搓手36下，将发热的掌心敷上眼部。这动作可以强化眼睛，纠正近视和弱视。

齿常叩。口微微合上，上下排牙齿互叩，无需太用力，但牙齿互叩时须发出声响。轻轻松松慢慢做36下。这动作可以通上下颚经络，帮助保持头脑清醒，加强肠胃吸收、防止蛀牙和牙骹骨退化。

漱玉津（玉津即津液、口水）。口微微合上，舌头不在牙齿外边，而在口腔里，围绕上下颚转动。左转12圈后吞口水，然后再反方向做一次。吞口水时，尽量想象将口水带到下丹田。从现代科学角度分析，口水含有大量酵素，能调和荷尔蒙分泌，因此经常做这动作，可以强健肠胃，延年益寿。

耳常鼓。手掌掩双耳，用力向内压，然后放手，应该有"扑"的一声。重复做10下。双掌掩耳，将耳朵反折，双手食指压住中指，以食指用力弹后脑风池穴10下，"扑扑"有声。这动作每天临睡前后做，可以增强记忆和听觉。

面常洗。搓手36下，暖手以后双掌覆于脸上，上下扫面，内外搓揉。这动作经常做，可以令脸色红润有光泽，同时不会有皱纹。

头常摇。双手叉腰，闭目，垂下头，缓缓向右扭动，直至恢复原位为一次，共做6次。反方面重复。这动作经常做可以令头脑灵活，防止颈椎增生。注意，要慢慢做，否则会头晕。

腰常摆。身体和双手有韵律地摆动。当身体扭向左时，右手在前，左手在后，在前的右手轻轻拍打小腹，在后的左手轻轻拍打"命门"穴位。反方向重复。最少做50下，做够100下更好。这动作可以强化肠胃、固肾气、防止消化不良，胃痛、腰痛。

腹常揉。搓手36下，手暖后两手交叉，围绕肚脐顺时针方向揉。把身体当作是一个时钟。揉的范围由小到大，做36下。这动作可以帮助消化、吸收、消除腹部鼓胀。

摄谷道（即提肛）。吸气时提肛，即将肛门的肌肉收紧。闭气，维持数秒，直至不能忍受，然后呼气放松。这动作无论何时都可以练习。最好是每天早晚各做20至30下。相传这动作是乾隆最得意的养生功法。

膝常扭。双脚并排，膝部紧贴，微微下蹲，双手按膝，向左右扭动，各做20下。这动作可以强化膝头关节，所谓"人老腿先老，肾亏膝先软"。延年益寿，要由双脚做起。

常散步。挺直胸膛，轻松地散步。最好心无杂念，尽情欣赏沿途景色。民间有个说法，"饭后走一走，活到九十九"。无数事实证明，散步确实是最有益的运动。

脚常搓。右手擦左脚，左手擦右脚。由脚跟向上至脚趾，再向下擦回脚跟为一下，共做36下。两手大拇指轮流擦脚心涌泉穴，共做100下。常做这动作，可以治失眠、降血压、消除头痛。脚底集中了全身器官的反射区。经常搓脚可以强化各器官，对身体有益。

第四节　国医大师邓铁涛活到百岁的智慧

一、国医大师邓铁涛

（一）荣获"国医大师"，成功抗击"非典"

邓铁涛（1916—2019），广东省开平县人，中国首届国医大师，广州中医药大学终身教授，博士生导师，中华全国中医学会常务理事，广东省名老中医，内科专家。

2009年7月1日，93岁的邓铁涛教授被人力资源和社会保障部、卫生部、国家中医药管理局国家三部委联合评定为"国医大师"并获证书，邓铁涛教授是广东唯一获此殊荣者。

邓铁涛教授终生从事中医医疗、教学与科研工作，对重症肌无力、冠心病、高血压、中风、慢性胃炎、慢性肝炎、肝硬化、糖尿病、红斑狼疮、硬皮病及危重病的抢救等，具有丰富的诊疗经验，擅长以中医脾胃学说论治临床各种病证。1985年成功研制的中成药"五灵止痛散"获广州市科技成果四等奖。

1991年，邓铁涛教授主持的课题《脾虚型重症肌无力临床研究及实验研究》，获得国家中医药管理局科技进步一等奖。该成果1992年获国家科技进步二等奖，这是建国以来我国中医药学界获得的十分难得的荣誉。

2003年初"非典"时期，邓铁涛教授发表论著《论中医诊治"非典"》，为中医药防治SARS提供了技术指导，他被国家中医药管理局任命为抗"非典"专家顾问组组长，荣获中华中医药学会"中医药抗'非典'特殊贡献奖"。

此外，邓铁涛对中医药立法功不可没。2016年邓老以百岁之躯奋笔上书全国人大，就加快中医药立法提出明确意见，全国人大负责中医药立法的同志充分吸纳了邓老的意见。同年12月25日，《中华人民共和国中医药法》顺利通过，体现了百岁邓老对促进中医药发展的拳拳之心和殷殷深情。

（二）提出"五脏相关学说"，弘扬中医药理论

邓铁涛教授既重视理论又着力于临床，对中医理论有较高造诣，对五脏相关学说、脾胃学说、伤寒与温病之关系、中医诊法与辨证、中医教育思想、中药新药开发、医史文献研究、岭南地域医学研究都具有较深的学术造诣，对现代中医理论的发展影响巨大且深远。

他提出的"五脏相关学说"，既继承了传统中医理论，又有其独到的认识。

他认为，中医五行学说在历史上起过积极作用，五行学说又与五脏相关，现

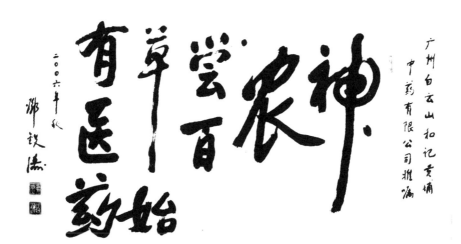

邓铁涛给广药集团白云山和黄中药公司的题词

代中医脏腑学说的发展，在许多方面超越了五行学说，因此他提出，应以"五脏相关学说"取代"五行学说"，实现中医基础理论的换装与质变。邓铁涛教授也一直以五脏相关学说指导其临床，取得了显著成效。

2019年1月10日，邓铁涛教授仙逝，享年104岁。

二、邓铁涛的主要养生思想

邓老一生不仅医术高明，对养生与治未病也有其独到的见解。

2001年，邓铁涛先生立下一个目标，要完成"百岁工程"。他希望能以"上工治未病"的思想来指导世人养生，达到长寿又健康的目的。

2007年，邓铁涛的学术经验继承人邹旭和吴焕林两位教授，整理编写出版了《寿而康——邓铁涛谈养生》一书，书中介绍了邓老的养生二十四法，方法简单易行，无非起居有节，睡眠充足，吃得简单，动不过散步体操，静不过养心养德。

十年后的2017年，两位继承人进一步整理出版了《活到百岁的智慧——国医大师邓铁涛的养生之道》一书，书中详细介绍了邓老养生的主要方法，这些方法看似平淡无奇，但可以融入日常生活，不知不觉地改变你的生活方式。

在此，我们仅归纳总结其主要的观点，以飨读者。邓老说，中医养生包括五个方面的内容：养心养德、饮食养生、运动养生、房事养生、气功养生。其中，养心养德是养生的核心。

（一）养心养德

邓老首先从中医理论出发讲述养心的重要性：只有形神合一才是完美的健康；只有形体健康与精神健康的结合才是标准的身心健康。

中医理论体系，注重天人合一，注重养心养德。邓老说，要常怀仁爱之心，胸怀坦荡，怡情养性，乐于助人，恬淡虚无，保持良好的心理状态，这样可以提高和协调组织器官的功能，达到最佳的平衡状态。邓老酷爱读书和书法，经常涉猎多种书籍并付诸实践。

他除了看中医药学著作外，还喜欢看中国传统文化的经典著作，如《论语》《孟子》《庄子》《道德经》等，品读这些书籍，常令人心境平和。

闲暇时，他喜欢练习书法，书法的内容可表达他当时的思想或内心的倾诉。邓老说："书法能养神，养神能练意，使一切杂念全抛于九霄云外。这种全身心的投入，有益于健康长寿。"

邓老说，人有七情，喜、怒、忧、思、悲、恐、惊，这是人的七种情志，七情是人体对外界客观事物的不同反映，是生命活动的正常现象，不会使人发病。但是情志过度，超过了正常的生理活动范围，而又不能适应时，人体脏腑气血功能就会紊乱，此时就会导致疾病的发生，也就是中医所说的"内伤七情"或者"七情内伤"。

现代人的精神压力大，工作压力大，精神、身体都会产生很多问题，邓老认为，尊重自然规律和身体的生理机制，白天上班，适当工作，晚上下班，适当休息，拒绝夜生活，养成良好的生活习惯，这是尊重优良文化传统的表现，更是养生所必须的。

（二）杂食不偏

作为国医大师，邓老有自己的一套饮食养生秘诀。邓老的饮食养生秘诀只有四个字：杂食不偏。

杂食，顾名思义，就是不忌口，不养成饮食依赖，什么东西都吃。

不忌口的同时也要注意不偏食，偏食会导致多种微量元素的缺乏，造成营养不良。

杂食养生，也要注意配合适量的运动，要把吸收的所有东西都消耗掉，营养充分吸收，不能只吸收不运动，这样就与杂食养生相背离。

不过，邓老指出，在选择饮食的同时，要根据个人不同的身体特征进行选择，饮食要让身体感到舒适为宜。如夏天要多吃应季瓜果蔬菜，吃西瓜就可以祛暑，但平时脾胃虚寒、一吃西瓜容易拉肚子的人就不适合吃西瓜。又比如有些过敏体质的患者就要远离致敏源，禁食那些致敏的食物。

（三）运动生阳抗病邪

邓老认为"动则生阳"，阳气是人体生殖、生长、发育、衰老和死亡的决定因素。每天有充沛的精力去学习和工作，以及对疾病的抵抗力，都需要身体阳气的支持。

所谓"得阳者生，失阳者亡"。阳气越充足，人体越强壮。阳气不足，人就会生病。阳气完全耗尽，人就会死亡。

邓老认为，根据自己的体质，选择适宜的运动方式，循序渐进，坚持不懈并注意运动安全，就能起到行气健脾，强身健体的效果。

邓老每天在起床后都在床上静坐，呼吸吐纳，通过静坐、入定、冥想等方法使自己获得内心的平静，修习静心功。

为了以动促静，强筋炼骨，调理脏腑，邓老经常练习"邓氏八段锦"。

八段锦是一套独立而完整的健身功法，起源于北宋，包含十八个动作的健身操，被称为"达摩十八式"，能够强身健体，延年益寿。后人将其逐渐简化成八套动作，就是后来的八段锦。

邓老在此基础上将其改进为"邓氏八段锦"并坚持练习。这就是他能够年过百岁依然思维清晰，坚持在工作岗位的原因吧。

第五节　国之栋梁钟南山的运动与膳食养生

一、国之栋梁钟南山

（一）抗击"非典"，荣获"感动中国人物"

钟南山，1936年10月出生在南京，福建厦门人，中共党员，中国工程院院士，著名呼吸病学专家。钟南山出生于医学世家；1960年毕业于北京医学院（今北京大学医学部）；2007年获英国爱丁堡大学荣誉博士；2007年10月任呼吸疾病国家重点实验室主任；2014年获香港中文大学荣誉理学博士。

曾任广州医学院院长、党委书记，广州市呼吸疾病研究所所长，广州呼吸疾病国家重点实验室主任，广州医科大学附属第一医院国家呼吸系统疾病临床医学研究中心主任，广东省老科学技术工作者协会会长。

曾被评为"100位新中国成立以来感动中国人物"，他被大家称作"中国最敢说真话的院士"，他是许多人心中的偶像。

钟南山长期从事呼吸内科的医疗、教学、科研工作。重点开展哮喘、慢阻肺疾病、呼吸衰竭等呼吸系统疾病的规范化诊疗，疑难病，少见病和呼吸危重症监护与救治等方面的研究，是推进中国呼吸病学发展迈向国际前沿的学科带头人之一。

2003年"非典"暴发，67岁的钟南山坚持奋战在一线，率先带领团队投入救治行动，豪迈地喊出"把最严重的病人送到我这里来"，并做到了"非典"病人的零死亡。

同时，他带领团队成立了广东病原学，组织广东"非典"防治研究，获得了国际上最高存活率的佳绩。

在甲流防治中，钟南山成功抢救多例重症甲流患者，参与制定卫生部治疗方案；2003年被授予"抗非英雄"称号；2004年，当选为"感动中国"十大人物之一。

【案例】钟南山、小汤山、白云山被称为抗击"非典"的关键。"非典"期间，经研究，板蓝根可以有效抑制病毒，国家药监局、卫生部等权威部门明确指出板蓝根等药品为抗击"非典"有效药物。白云山板蓝根颗粒因卓越的抗病毒疗效，成为了全社会的抢购对象。到药企板蓝根生产地拉货的车辆普遍排起了长达3公里的长龙。面对抢购风潮，广药集团以履行社会责任为首要任务，坚持不涨价。因白云山板蓝根颗粒在抗击"非典"期间立下了汗马功劳，广药集团旗下白

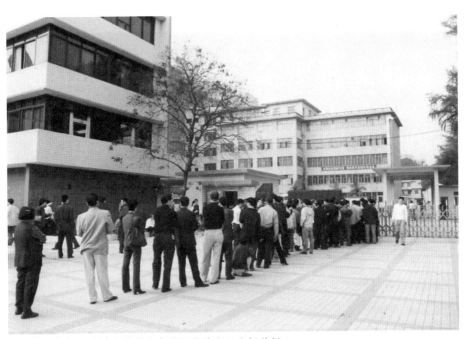

"非典"期间，市民纷纷前来中药厂抢购白云山板蓝根

云山和黄中药公司被评为"广东省抗击'非典'先进企业"。

（二）再次出征，抗击"新冠"，荣获"共和国勋章"嘉奖

2020年初，病毒再次来袭，钟南山院士以84岁的高龄，在耄耋之年依然挂帅出征，战斗在抗击新型冠状病毒的第一线。

他最早发出了新冠肺炎可以"人传人"的警示，作为国家卫健委高级别专家组组长，紧急组织专家研究新冠肺炎的治疗方案，制定诊治指南；主动承担突发公共卫生事件代言人角色，向公众普及预防知识，积极建言献策推动公共卫生应急体系建设，托起了中国的希望。

这次新冠疫情的暴发，让钟南山与广大医务工作者再次成为了大家心中的偶像。人们赋诗："火神山，雷神山，钟南山，白云山，四山镇毒。医者心，仁者心，中国心，齐心抗疫"。

2020年8月11日国家主席习近平签署主席令，授予钟南山"共和国勋章"。同时，他也赢得了国人对他的信赖和敬重。钟南山不仅医术精湛，医德高尚，他尊重科学，实事求是，敢医敢言的道德风骨和学术勇气更令人景仰。

新冠肺炎疫情发生后，他敢医敢言，提出存在"人传人"现象，强调严格防控，领导撰写新冠肺炎诊疗方案，在疫情防控、重症救治、科研攻关等方面作出杰出贡献。

钟南山被授予"共和国勋章"的颁奖辞

【案例】广药集团联同钟南山院士领衔的广州医科大学呼吸疾病国家重点实验室等科研院所，对板蓝根进行较为全面的临床循证和基础研究，发现了新的抗病毒成分，即吲哚类化合物含量较高，且不易产生耐药性，已申请了14项发明专利，目前正启动该项目的产业化。广药集团还以中药体外抗冠状病毒及其抑制炎症药效研究为切入点，为治疗新冠肺炎筛选更多广药集团的中成药品种。

健康哲学

（三）心系教育事业，为医学科普做贡献

钟南山还心系教育事业。南山小作家班落户广药神农草堂之际，钟南山亲自为基地揭牌，并表示要深刻认识到植物的重要性，植物是人类的朋友，学习植物科普意义重大，小朋友要从小热爱植物、热爱大自然。而中草药作为植物的组成部分，意义重大，中国首个诺贝尔医学奖获得者屠呦呦就是通过中草药发现青蒿素的。中草药对中华民族发展起着至关重要的作用，我们医药和健康生活也与中草药息息相关。同时，钟院士还强调应该注重表达能力和写作能力的培养，为各学科的发展夯实基础。

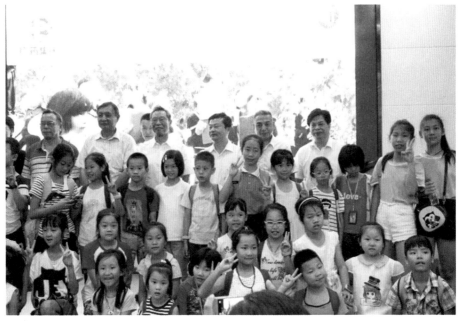

南山小作家班

二、钟南山的养生之道

钟南山拥有比影星施瓦辛格更结实的肌肉，而且在他的身上完全看不到岁月的痕迹，他看上去比实际年龄小很多，也没有出现老年人常有的视听障碍、反应迟缓、记忆力衰退、腰腿疼等问题，每天从事科研工作时都精力充沛。

他说："除了不能再参加运动量大的竞技比赛外，感觉年龄对我没有太大影响，我现在还可以承担所有的日常工作，这跟坚持身体锻炼有很大关系。"他的

养生秘笈究竟是什么呢？

（一）适当运动，严格戒烟

钟南山从小喜爱竞技运动，足球、篮球、跑步都是他的兴趣所在。在北京医学院（今北京大学医学部）读书期间，他参加学校运动会创下的几项纪录，至今无人能破。

1959年，他还作为一名非职业运动员参加首届全国运动会，在400米栏项目中以54.2秒的成绩打破了当时的全国纪录。百米速度最快是11.2秒，作为一名业余选手，这是非常难得的。

几十年来，钟南山从未停止过运动锻炼，因工出差时，他也会带上拉力器，在房间做拉力运动，或者徒手做俯卧撑、仰卧起坐、原地高抬腿等。

钟南山院士强调，适当运动对身体大有好处。他在每天高强度的工作之余依然坚持锻炼，他说："我是一名医生，很了解一个人的身体健康状况，锻炼对身体健康起到很关键的作用，让人保持年轻的心态。"

时至今日，钟南山在日常看病、门诊、查房、会诊、科研等繁忙的工作之余，仍坚持每周至少锻炼3次以上，每次锻炼约1个小时。他说："锻炼就像吃饭一样，已成为我生活的一部分。"

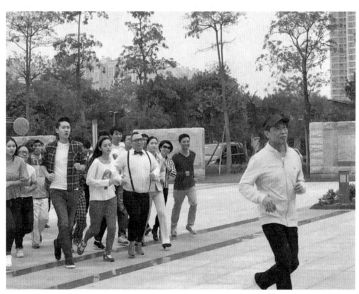

钟南山参加白云山和黄中药公司"快乐奔跑"活动

他说，每个人个体差异很大，运动方式不要千篇一律，不需要强求一致。

要坚持运动最关键的是根据自己的身体特点和兴趣，用适当的强度和时间，选择做适合自己的运动。运动时人会完全放松身心，运动后分泌的肾上腺素会让人觉得很轻松和舒适。

虽然"吸烟有害健康"宣传语到处可见，很多人却不以为意，甚至不理解。他认为，全世界最不好的习惯和爱好就是抽烟。抽烟的人，容易得气管炎、肺气肿或者肺心病，最后是肺癌，这是死亡三部曲。钟南山院士表示，吸烟人群患慢阻肺、肺癌的几率要比普通人高出4—6倍，此外吸烟还会诱发心脑血管疾病等，因此，想要健康长寿，一定要严格戒烟。

（二）合理膳食，控制总量

除了运动和戒烟，膳食安排是否合理与人的健康同样息息相关。钟南山认为，"吃"也是一门学问。"若要身体安，三分饥与寒。"钟南山曾经做过一个关于"饮食和健康"的主题讲座。

他讲道："健康的饮食有两个原则，一个就是早餐要尽可能的吃好，另一个就是进食不宜过饱。"

他提出饮食要注意三点：第一，不吃太饱，每餐的摄入应控制在七八分饱，这样不仅肠道消化效率特别高，而且还能减轻整个消化系统的负荷；第二，注意吃蔬菜和鱼；第三，对食物不太忌口。

已到耄耋之年的钟南山曾经公开过他的健康秘诀，竟然就是每天的早餐都吃得很多，吃得很好！一个蛋黄，数个蛋白，两片面包加芝士，两个大橙子，一大碗红豆粥，以及一大碗加了麦片的牛奶。

钟南山笑着说："你们看我的早餐的量，这么多估计不是很多人能像我一样吃得下。"丰富的早餐就是钟南山保持年轻有活力的秘诀。

早餐一定要丰盛！钟南山本不喜欢吃杂粮，但是为了保持身体健康，他逼着自己吃，他说："精米白面自然是好吃的，但是营养也流失的差不多了。"

很多人应该都有这样的生活习惯：早餐随便吃几口应付甚至是不吃，中餐没时间随便塞几口，晚上饿极了再大吃一顿。这种饮食分配是十分错误的。

他说，正确的分配应该是，早餐要吃好，摄入的热量占全天的30％；中餐要吃饱，以鱼、肉、豆类等食物为主，摄入的热量占全天的40％；晚餐要吃少，以五谷杂粮、蔬菜等为主，热量占30％。

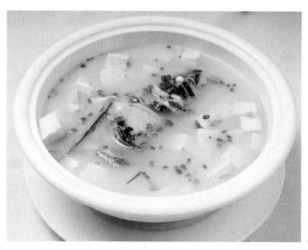

鱼头豆腐汤是钟南山最喜爱的菜式之一

有人问他最喜欢的一道菜是什么，他说是清蒸鱼和鱼头豆腐汤，简简单单的清蒸鱼或鱼头豆腐汤清淡而又有营养。

（三）定期体检，疾病早防

钟南山表示，人体健康有五大决定因素：父母遗传占15%，社会环境占10%，自然环境占7%，医疗条件占8%，而生活方式占60%，生活方式几乎起了决定作用。

除了保持健康生活方式，做到疾病早防早治十分重要，所以他建议大家要养成定期体检的习惯。

钟南山提出，以心脑血管病、癌症、糖尿病和慢性呼吸系统疾病等为代表的慢性病是迄今世界上最主要的公共卫生问题，我国因慢性病导致的死亡占总死亡的85%。

他以最典型的高血压、糖尿病举例，慢性病早期干预可以很好控制病情。"以前我们觉得慢阻肺是出现症状才治疗，但那时治疗就晚了。"很多病刚开始是无症状的，肾、肺、心脏损耗30%以上才表现出症状，到那时再看病已经过了最佳治疗期。所以，有病要早治疗。

（四）良好心态，保持平和

为了做到健康长寿，钟南山院士还特别提醒大家，保持良好的心态可以降低疾病的发生率。健康的一半是心理健康，疾病的一半是心理疾病。

他认为心理平衡最为重要，健康长寿的核心是练就达观平和的心态。心灵平静了，心理就平衡，生理就稳定，病理就不会发生，即使发生了，也能很快重新平衡。

正常人体内每天都会产生3000个癌细胞，而同时在我们的身体里面，又有众多"自然杀伤细胞"专门负责对付癌细胞，使其刚出现就被及时杀灭。

但研究表明，这些"抗癌勇士"的战斗力与情绪休戚相关，乐观、自信等良好情绪能激发它们的战斗力，不良情绪则会使这些"自然杀伤细胞"的作用下降20%以上，抵御肿瘤细胞的能力也就大大减弱了。因此，肿瘤喜欢找孤独的人。

第八章 "中药＋时尚"创造健康新生活

在一些人看来，中医药似乎与"时尚"沾不上边，总觉得中医药是"慢郎中""老古董"，然而事实却恰恰与这种观念相反，在历史上的任何年代，中医药始终与时代同行，广大中医医者不辍地刻苦钻研医术，践行自己的医道仁心，救死扶伤的故事代代传颂。

时至今日，以广药集团人为代表的当代中药人，更是将与时俱进、开拓创新的精神演绎得淋漓尽致。他们将自己的事业，同这个时代的每一个国人、整个国家，乃至全世界紧密相连、密切互动，小至个人的日常需求、饮食起居，大到祖国的重大战略举措乃至关系到整个世界命运的大事，人们都可以从中看到广药集团的影子。"中药＋时尚"让生活更加健康，让世界更加美好。

第一节 "中药时尚化"和"时尚中药化"

中医药两千多年的发展史，就是无数次与重大疾病斗争的抗争史，是中医药紧跟时代步伐"守正创新"的历史。据《中国疫病史鉴》记载，从西汉至今，中国至少发生过300多次大型瘟疫，每一次瘟疫到来，中医都走在抗争病魔的前列，因为有了中医药，中国的历次瘟疫从来没有出现过像西班牙大流感那么高的死亡率。中医药总是伴随着时代的步伐，不断创造着时尚。

2017年7月我国《中医药法》颁布实施，2019年11月，我国中医药创新发展大会召开。习近平总书记多次对中医药发展做出肯定批示。2020年初，在对新冠肺炎疫情的防控中，中医药取得了举世瞩目的成就；在救治新冠病人的过程中，中医药深度介入，发挥了重要作用。在国际上，中医药的抗疫防控作用也引起了普遍关注，板蓝根、金银花等中药在一些国家甚至出现了脱销的情况。可以说，中医药发展迎来了历史性重大机遇。

一、何谓"中药时尚化，时尚中药化"？

时尚，是"时"与"尚"的结合体。所谓"时"乃时间，时下，即在一个时间段内；"尚"则是崇尚，领先，高品位之意。时尚在这个时代已经演化成了一种追求真善美的意识。2020年，面对新冠肺炎的横行，中医药界展现了自身的担当，中医药的介入，使患者的死亡率大幅度减少，治愈率大幅度提升，也让中医药狠狠地"时尚"了一把。

"中药时尚化"就是中药产业的发展要跟上时代的步伐，紧跟社会潮流，伴随着时代的变迁而不断创新，利用科技的新发现、新技术提升自己。让人们的日常生活、饮食起居都能够与中药联系起来，"中药时尚化"是中医药发展的内在动力，中药产业只有时尚化才能跟上时代的步伐，得到发展壮大。

近年来，从天然植物中寻找预防、保健、治疗的药物和健康食品成为了一种时尚，消费观念及产业结构调整逐步回归自然，为中药产业的发展提供了广阔的空间，中药产业急需把握这种时尚，开发更多的新品。

"时尚中药化"则是在各种时尚元素中植入中药的成分，让中药渗入到人们"衣食住行"的各种时尚之中，培育出一个个中医药养生的新成员。让时尚生活的方方面面都融入中药的元素，让时尚成为中医药产业发展的外在动力。

二、"中药时尚化"让生活更健康

中医传统的诊断方式通常是"望闻问切"，治疗方式主要是中药、针灸、推拿、拍打、药膳等。推动"中药时尚化"可以大大促进中医传统诊断和治疗方式的"创新化"与"时尚化"。比如现在舌诊仪和脉诊仪不但使传统的中医舌诊和脉诊更加标准化和数字化，治疗效率也大幅度提高。互联网和移动互联网的发展，为"中药时尚化"插上了翅膀，人们可以远程问诊，远程治疗，远程送药。借助人工智能，中药的计量更加精准，通过机器人配药和煎药为人们节省更多的时间用于创造性的工作。

"中药时尚化"呵护人们的健康和日常生活，中医诉求的"未病先防"理念可以通过许多时尚化的食品和用品体现出来。比如红枣、枸杞和淮山等许多药食同源的中药材被端上了餐桌；日常的饮料有了枸杞红枣茶、麦芽饮品和刺梨果汁等各类功能型的植物饮料；广药集团神农草堂、采芝林药业开发了中药防疫香囊，发挥中医药"芳香辟秽、化浊解毒"的优势，上市销售超过50万个。

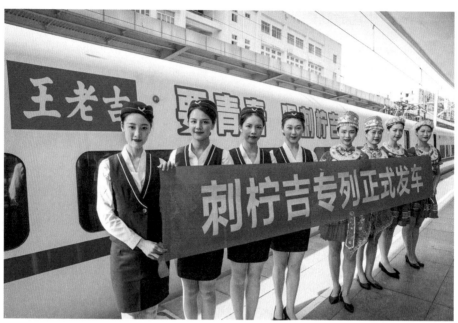

"刺柠吉"粤黔高铁专列

　　传统疾病预防手段产生了许多时代衍生品，比如治疗亚健康的各类治疗仪，针灸有了电针和红外灸，推拿有了各类经络疏通治疗仪，让中医药治疗的过程日益时尚化。"中药＋科技""中药＋互联网""中药＋……"将使得传统中药更加时尚化，为中药产业的发展提供了更大的想象空间。

　　广药集团的汉方草本茶与荷叶奶茶，王老吉的凉茶冰棍、刺梨月饼更是"时尚＋中药"混搭的新式玩法。广药集团与瓷妆推出联名"洛神口红"，联合猎聘网在门店喝凉茶舒缓减压等等，是"中药时尚化"的有益尝试。

三、"时尚中药化"让消费更新潮

　　今天，人们越来越注重养生保健，并因此出现了很多中医理疗馆，其中最受欢迎的就是艾灸保健。利用艾草制成的艾柱和艾绒，直接对穴位施行灸法，或隔着姜、蒜、盐等施行灸法，从而达到保健效果。

　　"时尚中药化"可以在时尚领域融入中药的成分，很多中药材的功效已经得到证实，例如：艾草具有理气血、祛湿止痒、温经脉、逐寒湿、止冷痛的作用；还能预防瘟疫、驱蚊驱虫。

有珠宝商将珠宝玉石与经过特殊处理的艾草结合，通过打磨、抛光、制作等一系列加工过程，制成手链、项链、耳坠等具有艾草特性的保健首饰，达到驱蚊驱虫、提神醒脑、温经除湿、强身健体的功效。

旅游与文化等时尚活动也可以注入中药的成分，如广药集团在国内外许多地方建立了王老吉博物馆等科普平台，并联合韩国旅游局将"王老吉＋韩国旅游"推往国外。

与此同时，时尚文化也可以与中药文化相结合，广药集团建立了王老吉凉茶博物馆、神农草堂中草药博物馆、陈李济中药博物馆和采芝林中药博物馆等，收藏藏品数千件，内容涵盖中草药发展的历史和相关知识，目的在于传播普及中医药知识、传承中医药文化。其中"神农草堂国家文化服务出口重点项目"入选了由商务部、中宣部、财政部、文化和旅游部、广电总局五部委组织评选认定的"2019—2020年度国家文化出口重点项目"，是广东省唯一入选的中医药文化项目。

2021年7月31日，广州市建设中医药强市的重点项目——岭南中医药博物馆动工活动在神农草堂隆重举行。该馆依托广药集团旗下4A级风景区、全国首座半开放式中医药博物馆神农草堂进行建设，旨在打造一个全面展示中医药传统文化，集博物馆、种植园、主题游乐园、酒店住宿、健康养生、休闲购物为一体的主题旅游景区，计划建设成为国家二级博物馆和国家5A级旅游景区。

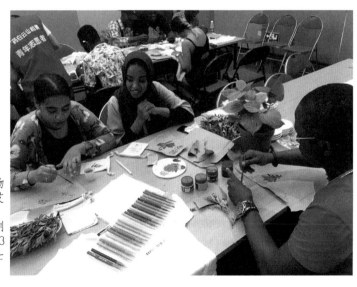

神农草堂中医药博物馆每年都会举办艾叶、艾草相关活动。2019年，来自刚果、科特迪瓦等13个国家的业内外人士参加了活动

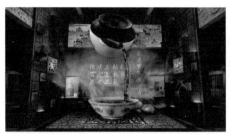

王老吉凉茶博物馆

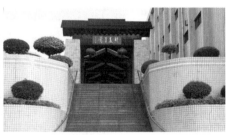

神农草堂中草药博物馆

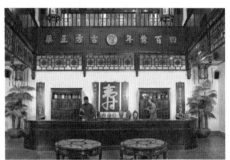

陈李济中医药博物馆

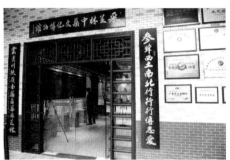

采芝林中药文化博物馆

此外，广药白云山还和故宫合作，参与了故宫"御医药馆"展览。该展览是紫禁城建城600多年、故宫博物院建院96年来首次对外公开展示院藏宫廷医药文物和文献珍品。王老吉、陈李济、敬修堂、潘高寿等广药集团旗下的12家中华老字号品牌纷纷展出其珍贵展品，吸引了众多游客驻足观看。

以中药的闻、知、史、医、食、品、礼为切入点，深入挖掘中药文化，拓展中草药文化的历史延伸和时代价值，这就是"时尚中药化"的成功实践。

随着人们生活水平的提高，人们追求吃得健康，喝得营养，住得安全，穿得舒适，行得放心。这些趋势和时尚，对中药产业发展提出了更高的要求。

比如，2018年广药集团组织力量仅仅用了90多天就研发出了富含维生素C的健康饮料刺柠吉，该饮料是以被誉为"维C之王"的刺梨和柠檬为主要原料，借助中药的加工工艺配制而成，它是增强免疫力的饮料，富含植物维生素C，有助于抗感冒抗病毒，为植物饮料行业带来了新的时尚。

另外，广药旗下"世界上最长寿的中药厂"——陈李济拥有420年的历史，可谓是中华医药的"活化石"。该企业紧跟潮流推出了一款"陈李济养生陈皮山楂

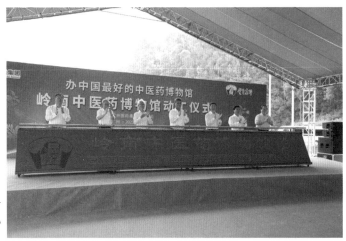

岭南中医药博物馆于
2021年7月31日正式
动工

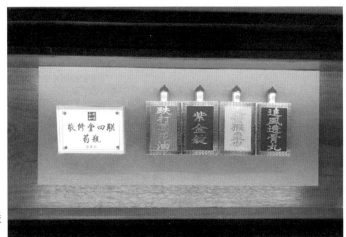

故宫里的敬修堂四联
药瓶

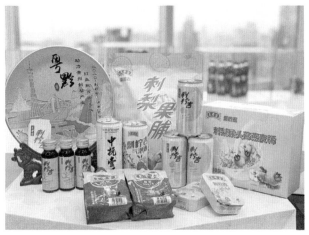

刺柠吉系列产品

171

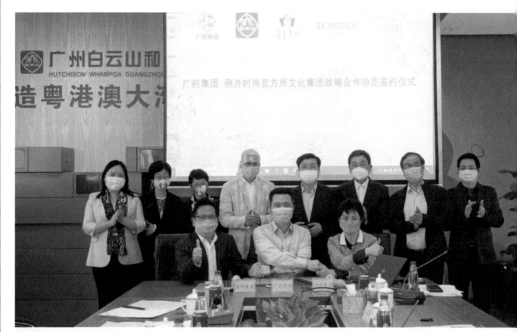

广药集团与例外时尚、方所文化签订战略合作协议

条"，引领了零食行业的新时尚。

疫情期间，广药集团携手广汽集团联合开发防病毒空调模块，联合例外时尚集团开发中药服装等，也是不断推动中药和时尚结合的有效尝试。疫后阶段，人们的消费更加理性，更加关注中药保健给人们带来的消费新潮。广药集团将进一步探讨开发更多的中药饮料、中药食品、中药服装等产品，让人们的时尚生活与中药功效密切结合，真正实现"时尚中药化"。

四、"中药时尚化，时尚中药化"前景广阔

"中药时尚化，时尚中药化"可以让中医药和许多行业发生关联进而跨界合作，推动中医药时尚发展，带动各产业升级，催生出新产品和新行业，前景非常广阔。此外，"中药＋时尚"是我国具有独特文化优势和产业基础的产业，在未来的发展中将是领先世界格局的，因此，迫切需要国家重视和扶持发展。

同时，"中药时尚化，时尚中药化"也有一些难点和痛点问题需要进行科研攻关和破局。在科研方面，在空调中加入多少中药才能保证疗效？如何让中药在

空调中持久稳定释放药效？在中药香囊中，放哪些中药既可以保健又对人体无毒副作用？这些都需要大量科研投入才能推动产品逐步规范化。

随着"中药时尚化，时尚中药化"的跨界发展，必然会产生很多新品类，并出现缺乏标准和评审依据等相关问题。如中药消毒液，已经被国家重点实验室和检测机构证实细菌抑制杀灭效果与化药效果等同，但目前消毒剂中只有化学成分分类，根本没有"中药消毒剂"这一项。据说，目前盛行的"中药益眼贴"也没有类似标准。

因此，很多"中药时尚化"或"时尚中药化"创新产品游离于合法产品之外，身份令人尴尬。加强文化自信，关于"中药时尚化"相关产品标准的审批不一定必须参考国外的标准，可以率先自主进行标准化尝试。

广药集团具有独特的资源优势和技术储备，有信心、有实力成为探索者和引领者，今后将联合政府、社会组织和企业等有志之士共同推动"中药时尚化，时尚中药化"，让中医药文化成为"世界潮流"，并成为带动产业升级和拉动消费的新引擎，创造万亿级别的庞大产业集群！

2021年8月2日广药集团正式进入世界500强，是全球首家以中药为主业进入世界500强的企业，进一步提升了中医药在世界的影响力。广药首创的时尚中药理念也将对世界产生更多启示。

第二节 疫后新经济——中医药跨界发展新路径

一、疫后经济催生的新产业

疫情对传统经济造成了冲击，但也催生了一批新业态、新模式、新技术、新产品，成为经济逆势而上的新动能。医药健康产业将是世界工业4.0中最基础的，也是最具生命力的产业。本次新冠疫情则给广药集团推动中药时尚化带来了更多的启发。人们的健康养生观念正在不断提高，为产业之间的跨界合作带来新机遇。

广药集团董事长李楚源表示，无论世界如何变化，健康产业永远是刚需。

新冠疫情对全球经济都造成较大影响，但新冠疫情也带来了健康观念，这将使更多的消费者改变生活习惯。传统的中医药不仅是医学，更是哲学，其中蕴含着"辩证思维""阴阳平衡""天人合一系统观"等哲学思维，与对大自然的认知、环境气候、膳食营养、穿着打扮、日常生活都有关联。中医药本身就是一门"杂学"。在疫后经济中，中医药可以与诸多产业结合不断创造出新的产品和新的产业。

广药集团一直推崇的"时尚中药"理念，这在疫后经济中显得尤其重要，疫后人们的健康保健意识进一步加强，在日常生活用品的选购上更关注其健康性，广药集团利用其雄厚的研发实力，不断推出深受年轻人欢迎的产品，利用时尚的市场推广模式——网络直播带货等，推出大众最需要的健康产品，并践行中药的"四化"，即现代化、国际化、科普化和大众化。

在中药的现代化方面，广药和钟南山院士团队合作，对板蓝根的作用机理进行了系统研究，目前已经申请了多项专利，发现了20多种有效物质，并正在进行产业化。

在中药的国际化方面，中医药的作用正受到国际社会更多的关注和认可，板蓝根在国外一包难求。广药生产的中药配方颗粒市场份额占全国超过30%，已出口美国、德国、澳大利亚等30多个国家和地区。

在中药的科普化方面，广药旗下陈李济中药博物馆、神农草堂中草药博物馆和王老吉博物馆、采芝林中药博物馆等多家博物馆成为宣传科普中医药文化的平台载体和工业旅游的热门景点。

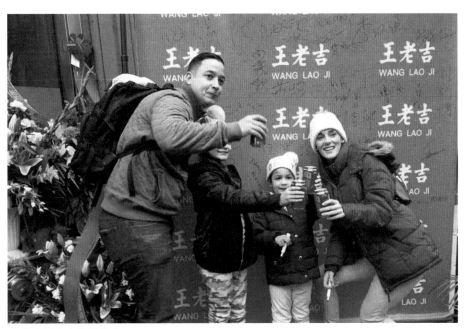

王老吉纽约凉茶博物馆

在中药的大众化方面，王老吉凉茶从颗粒冲剂通过配方改良优化开发成了饮料，现在已经是有华人的地方就有王老吉。为了能把富含维生素C的刺梨转化为大众普遍接受的健康饮品，经过98天的日夜攻关，我们研发出了口感良好的刺柠吉饮料。广药不仅将时尚与中药结合，还把时尚中药与贵州省的扶贫攻坚紧密结合，不仅帮助贫困山区农民解决刺梨的销售问题，还帮助农民脱贫致富，充分践行了大型企业的社会责任。

2020年4月广药集团尝试直播带货，邀请钟南山院士走进广药助力贵州扶贫直播间，介绍维生素C对健康的作用以及刺梨的营养价值，当天直播1小时累计观看人次超258万、点赞人次超835万。由此可见，"时尚中药＋直播带货"模式，以产品创新加商业模式创新，开发了一条传统产业的全新发展路径。

"传承—创新—发展"，广药集团一直走在行业前列，争当中医药高质量发展的主力军。

二、中医药跨界发展新路径

广药集团以"中药时尚化"进行了多项产品创新，比如在奶茶中加入荷叶，形成更加清润的奶茶，在茶叶蛋中加入"陈皮普洱"，研发陈皮普洱茶叶蛋等等，还推出了凉茶冰棍、刺梨月饼等混搭的新式吃法。

通过中药与多个产业的跨界合作，形成消费时尚，为人们提供新的健康生活方式，正是中医药发展的一条新路径，也将是疫后新经济催生的一个巨大产业。

事实上，本次疫情期间，广药集团已经围绕着"中药＋时尚"开展了多项跨界合作与探索。

健康产业和各领域的跨界合作势必将成为下一个"风口"。而"中药＋时尚"正是一条全新的路径，必将催生更多的产品迭代、产业升级，成为拉动经济增长的重要引擎之一。广药集团正在探索着与更多企业的跨界融合与合作。

在"衣"方面，"中医药＋服饰"，广药与知名时尚产业企业例外时尚集团和方所文化集团签订了战略合作框架协议，计划研究开发多种中医药服饰产品。比如双方正在研究的"天使服"中就将中药艾草精油片藏在衣服的袖子和口袋里面，能起到特别的保健效果等。还可以在服装上用中药材浓缩的花形，提炼人参花、金银花、麦冬、灵芝等寓意健康的新颖元素，做成服装配饰，体现传统中医药"汲取天地之精华，探究自然之法则"的初衷，传递传统的保健元素。

在"食"方面，"中药＋饮食"，广药集团旗下多家企业都开发出了药食同

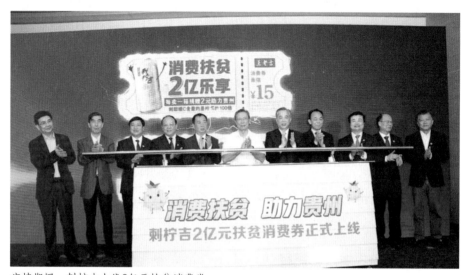

疫情期间，刺柠吉上线2亿元扶贫消费券

源的食品和药膳，如王老吉刺柠吉龟苓膏、润喉糖等，很受年轻的消费者欢迎。此外，1828王老吉现泡凉茶连锁店近期正在围绕疫后新产业研发相关药膳。

在"住"方面，"中药＋家居"，广药与例外、方所合作积极研发中药枕头、沙发、饰品、眼罩等居家产品；同时，还积极探讨开发"中医药涂料"，让中医药融入房地产装修。

在"行"方面，"中药＋出行"，广药正与广汽集团探讨"中药＋汽车"的跨界合作，将通过研发车载中药香氛保健技术，打造全球首款融合中医药产品和理念的健康汽车空调。同时，已准备联合韩国旅游局开展"王老吉＋韩国旅游"中医药行计划，让有着共同中药偏好的不同国家能够加深对中药的认识和理解，进一步推动"中药国际化"。

广药集团积极进行全产业链布局，大力打造医、药、养结合的特色化、差异化的医疗服务产业，大医疗已上升为第四大业务板块，作为广东援藏重点项目之一，在西藏林芝建立了藏式养生古堡，为西藏的旅游业和服务业发展增添光彩。

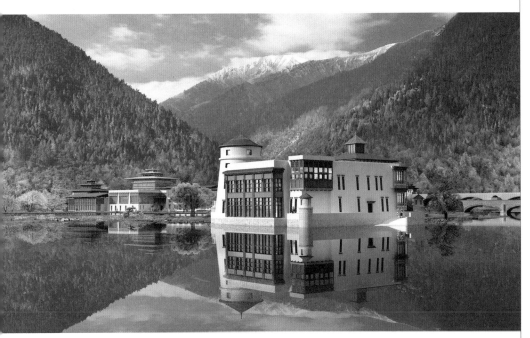

西藏林芝藏式养生古堡

第三节　健康粤港澳大湾区建设中的"广药方案"

一、健康湾区的中医药角色

（一）《粤港澳大湾区发展规划纲要》颁布，规划建设健康湾区

中医药是中华民族的伟大创造，是中国古代科学的瑰宝，在无数次与疫病进行抗争的过程中，逐步形成了防治疫病的独特理论和实践。从《黄帝内经》"五运六气"的致病观、"正气存内，邪不可干""不治已病治未病"的防治观，到《伤寒杂病论》《神农本草经》防治疾病的辨证处方与药物知识等，中医药积累了丰富的疫病防治经验，是一笔需要深入挖掘的宝贵财富。

粤港澳大湾区人民一直对中医药情有独钟，对中药有相当大的认可度。广东是岭南中医药学的发祥地，是中医药大省、南药的主产区，有着源远流长的中医药文化历史和中医药养生传统。

广东毗邻港澳，是全国首批中医药服务贸易先行先试重点区域，坐拥粤港澳大湾区得天独厚的条件。广东中医药商品经营规模全国第一，广东中药消费市场全国第一，已形成中国面积最大、体系最完整的南药生产体系。

2019年2月18日，中共中央、国务院印发《粤港澳大湾区发展规划纲要》，其中多个章节提及中医药工作。

在"建设国际科技创新中心"部分规划中提出，打造高水平科技创新载体和平台，支持横琴粤澳合作中医药科技产业园等重大创新载体建设，支持澳门中医药科技产业发展平台建设。

在"建设宜居宜业宜游的优质生活圈"一章中提出，塑造健康湾区，深化中医药领域合作。

支持澳门、香港分别发挥中药质量研究国家重点实验室伙伴实验室和香港特别行政区政府中药检测中心优势，与内地科研机构共同建立国际认可的中医药产品质量标准，推进中医药标准化、国际化。

支持粤澳合作中医药科技产业园开展中医药产品海外注册公共服务平台建设，发展健康产业，提供优质医疗保健服务，推动中医药海外发展。

（二）中医药领域积极开展研发合作，服务湾区建设

近年来，中医药领域也积极服务于粤港澳大湾区建设，在建设健康大湾区、

推动大湾区经济高质量发展等方面发挥着重要作用。

广东省人民政府与澳门特别行政区政府共同签署了《粤澳合作框架协议》。粤澳合作中医药科技产业园在横琴新区奠基，成为粤澳合作产业园区的首个落地项目。

习近平总书记赴广东考察，第一站到横琴粤澳合作中医药科技产业园，并指出中医药学是中华文明的瑰宝，要让中医药走向世界；支持澳门建设中医药科技产业发展平台；召开首届粤港澳大湾区卫生与健康合作大会，共同签订合作框架协议；建立并充分发挥粤澳中医药产业合作专责小组作用；建立现代南药资源与利用联合实验室；召开粤港澳大湾区中医药传承发展大会，启动粤港澳大湾区中医药传承创新发展项目等；目前一批关键技术研发和新药创制项目合作已取得重要进展。

二、全国中医药大会布局谋篇

（一）贯彻习近平总书记批示，广东省中医药大会布局谋篇

2019年10月25日，全国中医药大会在北京召开。习近平总书记对中医药工作作出重要指示，强调"要遵循中医药发展规律，传承精华，守正创新""推动中医药事业和产业高质量发展"。

党中央、国务院出台了《关于促进中医药传承创新发展的意见》（下文简称《意见》）。发挥独特优势，加强创新突破，让中医药更好地造福人类是《意见》当中的一大亮点。

"传承精华，守正创新"是全国中医药大会精神的精华所在。传承是中医药的命脉所在。创新是中医药的活力所在。发展是中医药的希望所在。

2020年7月2日，广东省中医药大会在广州召开，贯彻全国中医药大会精神，对促进中医药传承创新发展、加快建设中医药强省进行全面部署、推动落实。

广东省委书记李希强调要加快实现从中医药大省向中医药强省的跨越，明确要求聚焦"六个下功夫"：在主责主业上下功夫；在人才支撑上下功夫；在药材源头上下功夫；在产业振兴上下功夫；在品牌塑造上下功夫；在文化交流上下功夫。

站在全新的起点之上，广东中医药企业应以全球的视野去谋划发展，以粤港澳大湾区为依托，集中力量打造世界级中医药产业。

（二）抗击疫情"粤造中药"表现亮眼

在中国抗疫"战场"，中医药疗效显著，总有效率达到90％以上，其中"粤造中药"的身影遍及国内外"朋友圈"。

2019年广东中药企业主营收入614.27亿元（占全国10％以上），拥有全国中药工业规模1/10的体量，48个中药配方颗粒标准由广东省牵头起草，占全国1/3，居全国首位。

新冠肺炎疫情暴发后，中医药在疾病预防与临床治疗方面表现亮眼。2021年6月28日，在广州市疫情防控新闻发布会上，广州市卫生健康委副主任陈斌表示，6月疫情期间，广州始终坚持中西医并重，从预防、医治到康复全程充分发挥中医优势。中医药100％参与确诊患者的治疗，100％参与无症状感染者康复，100％参与患者出院后健康管理指导。

广东省新型冠状病毒感染的肺炎中医治疗方案，在临床使用过程中的疗效比较明显，在帮助退烧，减轻咳嗽、喘气，减轻疲劳和改善胃口等方面，都显示出了中医药的疗效。

广东中医药同有需求的国家和地区积极开展中医药参与疫情防控的国际合作，并提供力所能及的援助，为遍布160多个国家共3000多万的广东籍海外侨胞

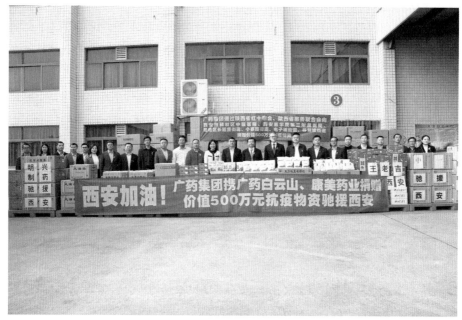

2022年1月4日，广药集团携广药白云山、康美药业捐赠价值500万元的抗疫物资驰援西安

排忧解难。加班加点赶工生产，紧急援助马来西亚、美国、意大利、西班牙、英国、法国、德国、日本、韩国、瑞士、伊朗、智利和乌干达等疫情严重的国家。

世界各国需要中国经验，尤其需要中国中医药抗疫经验。

广东中医药界启动"当仁中医全球抗疫圈层交互平台"，搭建各国中医抗疫站点，各站点联合中国及该国中医专家建立圈层，利用直播与交互信息技术，邀请国外专家与中国专家互动交流，并面向全球在线直播、在线研讨，让中国经验、中国方案助力全球抗疫。

广东中医药界始终贯彻人类命运共同体理念，群策群力帮助有需求的国家和地区，贡献广东中医药智慧。

三、健康粤港澳大湾区建设的"广药责任"

（一）运用互联网、大数据为广药产业发展赋能

"粤造中药"积极抗疫背后，离不开以广药为代表的广东中医药产业的雄厚实力与鼎力支持。

广药集团拥有全国综合实力最强、规模最大的中成药、中药饮片、中药配方颗粒、中药破壁饮片生产企业；拥有4家年产值超过百亿、10家年产值超过10亿的中药企业；有2个全国中药材专业市场，中药产业在全国排名第5；拥有如消渴丸、壮腰健肾丸、滋肾育胎丸等30个销售额超过1亿元的中成药品种；拥有69个国家中成药保护品种；拥有陈李济、王老吉、潘高寿、敬修堂等12家中华老字号企业，其中10家历史超过百年；中药配方颗粒市场份额占全国超过30％，已出口美国、德国、澳大利亚等30多个国家和地区。

广药集团在全国建立了60多个中药材种植基地，并以云平台为基础、移动网络为架构，建立中药材追溯体系，涉及69个基地56个品种。在网络摄像头和移动气象站等物联网设备实时监控下，种植基地的生产操作进入规范化，实现从源头对中药质量进行控制，大大保证了药材种植品质。

（二）广药集团国际总部落户澳门，打造中医药产业新增长极

为了加快向粤港澳大湾区和国际市场输出中医药文化，推动中医药走向世界，广药集团率先在粤澳中医药产业园设立广药（珠海横琴）医药产业园有限公司，定为医药研发产业化平台，并将引入新药研发、医药供应链、中药提取等项目。

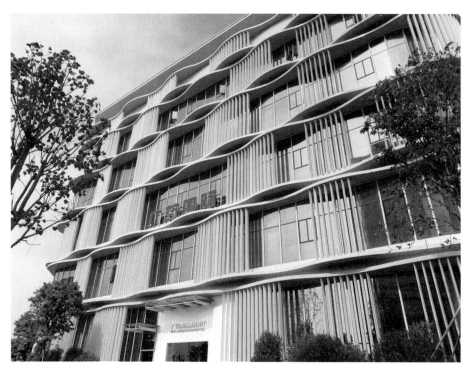

广药集团澳门国际总部

2020年1月3日，广药集团在澳门成立广药集团（澳门）国际发展产业有限公司。该公司定位为广药对外开展国际化业务的一个窗口，致力于打造引领粤港澳、辐射东南亚和葡语系国家，具有国际竞争力的医药产业新增长极；旨在深化粤港澳大湾区医药领域合作，助力澳门经济适度多元发展，促进及深化广药集团国际化发展。

广药集团澳门国际总部将在"一国两制""一企两地""一品两卖"的思路下促进产业联盟。"一国两制"就是充分发挥澳门的"一国两制"政策及其国际窗口优势，推动广药集团加速走向国际市场；"一企两地"，就是广药集团的基地在广州，国际总部在澳门，从而充分整合两地的资源优势；"一品两卖"，就是广药集团的药品，将同时面向国内市场和国际市场，助推广药品牌两地发展。

（三）立足大湾区，打造中医药产业建设高地

作为国企改革"双百企业"，广药集团正加速实现改革跨越。一方面，正大力推进体制机制改革；另一方面，将做好"十四五"开局工作，从国内市场跨越到国际市场，从千亿规模跨越到更大规模。

要实现这"三大跨越"，广药澳门国际总部将在其中发挥重要的作用。未来，广药集团将依托澳门国际总部，致力于将澳门打造成世界和中国中医药之间的结合点；充分利用澳门这一"小地方大平台"，大力推动中医药产业创新以及中医药文化传播，将中医药文化普及到"一带一路"沿线国家，让中医药更快更好地走出国门、惠及世界。除了中药，还包括生物医药健康产业以及化学药、生物药等，为广药集团打造具有中医药文化特色、个性鲜明的世界一流企业积蓄更多能量。

进入新时代，身处大湾区核心的广药集团迎来了新的发展机遇与历史使命。

积极投入粤港澳大湾区建设；充分发挥龙头企业的引领作用；有力加强产业对接与合作；着力打造具有产业特色、文化鲜明的世界一流企业；致力于提升人类的健康水平、降低医疗费用。

广药集团正奋进在路上！

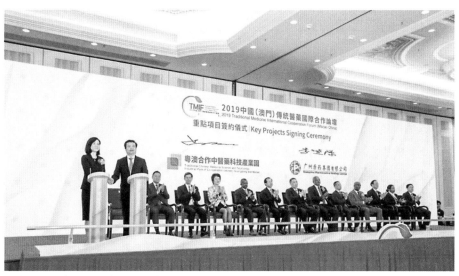

广药集团与粤澳合作中医药科技产业园签约仪式现场

第九章　你应该知道的养生常识

人们正处在一个快节奏的时代，不论男女老少，都可能在生活学习工作中面临种种压力，处在不健康或者"亚健康"状态的人不在少数，"养生"逐渐成为一个几乎人人都会谈论的热门话题。但是人们并不一定都懂得如何更好地从医学角度去调养自身、关爱他人。

这一章内容，可以算得上是一部简单的日常养生"小百科"，不同性别、不同年龄、不同体质、不同身份角色的读者，都可以从中学到一些中医养生小窍门、小知识。这份"小百科"是中医智慧的体现，更是广药"健康哲学"的真切体现。

第一节　怎样保护你的心脑血管?

一、保护心脑血管的重要性

2018年，世界卫生组织（WHO）发布了《2018世界卫生统计报告》，报告显示，总死亡人数71％的主要死因为四大疾病：心脑血管疾病、癌症、慢性呼吸系统疾病和糖尿病。心脑血管疾病已成为人类第一大杀手，致死率居第一位。

我国每年有近300万人死于心脑血管疾病，占我国每年总死亡病因的51％。而幸存下来的患者75％丧失不同程度的劳动能力，40％重残！

心脑血管疾病被称为"无声凶煞"，具有"四高一多"的特点：发病率高、致残率高、死亡率高、复发率高，并发症多。

过去，这一疾病多发于50岁以上的中老年人，但近年随着人们生活节奏加快，职场压力增大，年轻人不爱惜身体，熬夜，嗜烟酒，喜宵夜等不健康作息让该病开始盯上年轻人。

因此，关注心脑血管的保护，不分年龄，不分性别，关注当下，刻不容缓。

很多30—45岁左右的中青年人，尤其是男性，觉得自己身强力壮、身体健康，生活经常不规律，常熬夜吃宵夜且抽烟喝酒，表面看起来精力充沛，很少感冒生病，殊不知身体里的血管已经悄悄老化，慢慢失去弹性，最常见的后果就是突发心脑血管疾病。

人体每6.5平方厘米的皮肤上就分布着长约6.1米的血管。好的动脉血管富有活力，血管口径大，管壁光滑、柔软，弹性好，输送血液的能力也最强。而硬化了的动脉血管，内壁斑块多，就像自来水管结垢生锈一样，血液容易受阻，流通不畅。血液中的"水垢"是指胆固醇、甘油三酯等，它们在血管壁上越积越多，形成如同黄色小米粥样的斑块，久而久之，血管壁弹力会下降，血液流动受阻，血流速度发生变化，血管阻力变大，就形成了高血压；如果斑块不稳定，脱落了，随着血流运动到大脑的小动脉，就形成了脑梗塞；脱落的斑块运动到心脏的冠状动脉就形成了心肌梗塞。

二、怎样保护你的心脑血管？

保护心脑血管，要从源头抓起，注重日常的起居和饮食。

（一）饮食上注意"三多"

一要多吃疏通血管的食物，包括山楂、燕麦、黑木耳、金橘、茄子、红薯、大蒜、洋葱；外加吃点"醋"。醋能软化血管、降低血脂。

二要多吃富含鱼油和降脂的食物。鱼肉富含甲硫氨酸、赖氨酸、脯氨酸及牛黄氨酸，有改善血管弹性、促进钠盐排泄的作用。富含 ω-3 多不饱和脂肪酸的鱼油还有保护血管内皮细胞、减少脂质沉积及改善纤溶的功能。降脂食物有螺旋藻、香芹、胡萝卜、山楂、紫菜、海带、核桃及橄榄油、芝麻油等。

三要多吃富含精氨酸和叶酸的食物。富含精氨酸的食物有助调节血管张力、抑制血小板聚集，减少血管损伤，例如：海参、泥鳅、鳝鱼及芝麻、山药、银杏、豆腐皮、葵花子等；富含叶酸的食物包括：红苋菜、菠菜、龙须菜、芦笋、豆类、酵母及苹果、柑橘等。

（二）生活起居上注意"三少"

一要少熬夜。熬夜时，人处于应激状态，不断分泌肾上腺素等激素，会造成血管收缩异常。长期缺乏睡眠，人就会感觉紧张、焦虑，容易诱发或加重高血压。对于本身有房颤、心律不齐、冠心病的病人，熬夜无形中给心脏加重负荷，很容易引发心肌梗塞等疾病。

二要少吃宵夜。睡前吃的宵夜如果是高脂肪、高蛋白的食物，容易使人体内血脂突然升高。人体的血液在夜间经常保持高脂肪含量，会导致肝脏合成的血胆固醇明显增多，刺激肝脏制造更多的低密度脂蛋白，运载过多的胆固醇到动脉壁堆积起来，逐渐形成斑块，继而导致动脉粥样硬化和冠心病。

同时，晚上吃宵夜，不仅对心脏有影响，还会增加肠胃的负担。晚饭少吃，饭后适当散步，实在饿了可以用全麦面包、牛奶、麦片饱腹。早睡是拒绝宵夜的最好方法。

三要少烟酒。现代男女认为烟酒是解决烦恼和压力最好的方式，烟不离手，酒不离口。殊不知，抽烟喝酒无疑是饮鸩止渴，抽的是烟，危害的是心肺，喝的是酒，毒害的是肝脏。烟草中含多种有害化学物质，包括尼古丁、焦油、多种环芳烃等，对人体多系统、多脏器均有较强的毒性，使血氧含量下降，降低免疫机能，易引起癌变。过量饮酒也会导致人体多脏器损伤，如酒精性肝硬化、心血管系统损害，神经系统损伤等。所以，两者对于心脑血管的危害性是一样的。远离烟酒，适当运动，找到排解压力的正确途径。

白云山华佗再造丸内含川芎、冰片、白芍、红参、五味子、马钱子、红花等，具有活血化瘀，化痰通络，行气止痛之功效。适用于痰瘀阻络之中风恢复期和后遗症，症见半身不遂、拘挛麻木、口眼歪斜、言语不清。

白云山安宫牛黄丸内含体外培育牛黄、水牛角浓缩粉、人工麝香、珍珠、朱砂、雄黄、黄连、黄芩、栀子、郁金、冰片。能清热解毒，镇惊开窍。适用于热

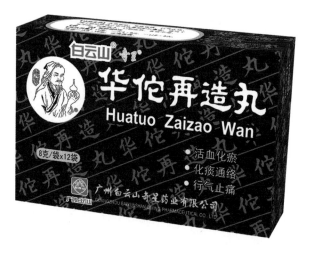

华佗再造丸

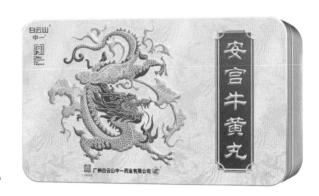

安宫牛黄丸

病，邪入心包，高热惊厥，神昏谵语，中风昏迷及脑炎、脑膜炎、中毒性脑病、脑出血、败血症者。

第二节　呼吸道健康关乎你的生命和灵魂

一、呼吸道疾病的危害

2020年初，在全球范围暴发的新冠肺炎疫情，就是一种严重的呼吸道传染病，患者的临床表现为：发热、乏力、干咳，会出现缺氧、低氧状态。

约半数患者会在一周后出现呼吸困难的症状，严重者会快速发展为急性呼吸窘迫综合征、脓毒症休克，有的还会出现凝血功能障碍，这些病症致死率较高。

这次新冠疫情，引起了人们对传染病和呼吸道疾病的重视。健康意识大幅度提高，关注呼吸道健康，尊重生命成为了热点话题。

同时，随着全球经济的增长，全球空气污染情况日益严重。2019年全球空气质量报告显示，全球200个微细悬浮粒子（PM2.5）污染水平最高的城市中，近九成位于中国及印度。

近年来，随着空气中PM2.5的增加，中国每年呼吸道系统疾病患者也逐年增加。PM2.5是影响人的呼吸道健康主要污染物之一，可通过呼吸由肺进入血液，是导致哮喘、肺癌和心脏病发病的危险因素之一。呼吸道疾病按病发部位可以分为上呼吸道感染和下呼吸道感染：前者包括鼻炎、咽炎和喉炎；后者包括气管炎、支气管炎和肺炎。

生活中，由于很多人不重视呼吸道疾病，拖延治疗时间或治疗不当，将上呼吸道疾病发展成为下呼吸道疾病，如慢性支气管炎、慢性咽喉炎、哮喘肺气肿等，一旦发展成为慢性病，将难以治愈，对患者的健康和生活都会造成影响和负担。

2018年，57岁的天王刘德华计划在香港红磡举办20场演唱会，但当演唱会进行到第13场第3首歌时，他突然意外失声，泪洒舞台，不得不含泪宣布中止演唱会，并向现场所有歌迷朋友们鞠躬致歉！

他解释突然中止演唱会的原因是嗓子出现了问题，喉咙发炎已经到了失声的地步，医生建议他不能继续唱了。

刘德华是娱乐圈的劳模，素有"拼命三郎"之称，为了演唱会圆满成功，事前认真彩排准备，健身、练唱、排舞，消耗大量精力和体力。突如其来的喉咙发炎失声，更多的是上呼吸道感染——急性咽炎，急需用药治疗和护嗓静音，加强休息。

可见，只有保护好上呼吸道，才能让我们"畅所欲言"，做嗓音的主人。

二、呼吸道疾病的分类

以咳嗽为主要症状的呼吸道感染，在中医中属于"外感咳嗽"，可主要分为以下三类：

一是风寒袭肺，症状为咳嗽，咯痰色白稀薄，咽痒，可伴鼻塞流涕、发热、头痛身楚、畏寒等症。舌苔薄白，脉浮或浮紧。

二是风热犯肺，症状为咳嗽气粗，咯痰不爽，痰黏稠或稠黄，常伴鼻流黄涕、头痛肢楚、发热微恶风等表证。舌苔薄黄，脉浮数或浮滑。

三是燥热伤肺，症状为干咳作呛，无痰或痰少不易咯出，喉痒，咽喉干痛，唇鼻干燥，口干，或伴鼻塞头痛，微寒，身热等表证。青苔薄白或薄黄，舌质红干而少津，脉浮数或小数。

三、怎样调养呼吸道疾病？

中医认为"肺主气，司呼吸"，呼吸道问题与肺脏有明显的关系，另外，肺主宣发和肃降，如果肺失宣降，就会出现一些呼吸道的问题，如呼吸急促、咳喘、胸闷、鼻塞、打喷嚏等。

（一）推拿调理

中医主张可以通过推拿进行养生。推拿的主要目的是疏通胸中壅滞之气以缓解胸痛和呼吸困难，化痰止咳。主要包括以下穴位。

大椎穴：正坐低头，该穴位于人体的颈部下端，第七颈椎棘突下凹陷处。若突起骨不太明显，让患者活动颈部，不动的骨节为第一胸椎，约与肩平齐。

刺激大椎穴可放松颈部，缓解胸部苦闷。操作时，可用拇指指腹指压穴位。同时感冒时可以在大椎处刮痧（要刮出痧点）或拔火罐（留罐10分钟，如有咳嗽可在双侧肺俞加拔火罐）；淋浴时也可用水柱冲击大椎处，水温需要高一些，以能忍受、不烫伤局部皮肤为度。

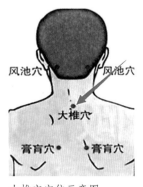

大椎穴穴位示意图

中府穴：按揉刺激该穴对于缓和严重咳嗽、呼吸困难等呼吸系统病症的症状有效。中府穴位于锁骨下方第二肋骨外侧与肩膀关节间的凹陷处。

膻中穴：在胸部正中央阻挡邪气而保护心脏的穴位。膻中位于前胸，左右乳头连线的正中央。按揉刺激本穴能够有效的缓解支气管炎引起的胸部疼痛。

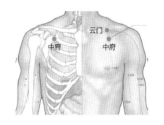

中府穴穴位示意图

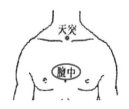

膻中穴穴位示意图

（二）常见呼吸道疾病的治疗

生活中，夏季常见由寒热交替感冒引起的口苦咽干、胸胁苦满就适合服用白云山小柴胡颗粒冲剂，内含柴胡、黄芩、党参、生姜、甘草等，可解表散热、疏肝和胃。

如果是由空气污染、吸烟喝酒、辛辣食物引起的喉咙不适，可尝试潘高寿蜜

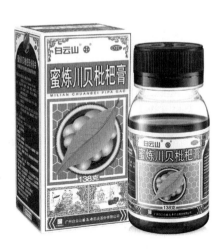

蜜炼川贝枇杷膏

炼川贝枇杷膏，内含川贝母、枇杷叶、水半夏、北沙参、五味子等，有清热润肺功效，对声音嘶哑、肺燥咳嗽颇显疗效。

南方地区，气候潮湿闷热，饮食起居稍不留心就容易"上火"，感冒多为风热犯肺，常有咽喉肿痛、鼻塞流涕、咳嗽痰黏等症状，这时适合服用王老吉克感利咽口服液，内含金银花、连翘、黄芩、桔梗、甘草、薄荷等，对风热感冒及头痛、咽喉肿痛、咳嗽等症状疗效显著。

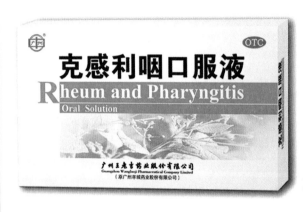

克感利咽口服液

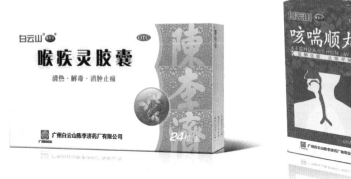
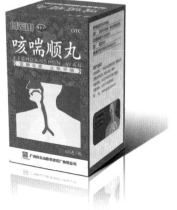

喉疾灵胶囊   咳喘顺丸

如果是由热毒内蕴所导致的急性咽炎或慢性咽炎急性发作，可服用陈李济喉疾灵胶囊，该胶囊内含板蓝根、人工牛黄、桔梗、连翘等，具有清热解毒、散肿止痛之功，但风寒感冒者慎用。

如已经从上呼吸道感染发展为下呼吸道感染的慢性支气管炎时，则不妨试试白云山陈李济咳喘顺丸，内含紫苏子、茯苓、鱼腥草、前胡、甘草、陈皮等，具有利咽化痰，止咳平喘的功效，对慢性支气管炎有一定疗效。

第三节　现代女性该怎样对自己好一点？

一、现代女性有多"累"

现代女性，工作压力大，生活节奏快。一人身兼数职，精力和情绪难免受到外界影响。

美国国家统计局曾发表过一组关于各国劳动人口的总数和人口参与劳动的比率的调查数据：中国是世界上劳动人口总量最大的国家，而世界上最勤奋的人应该算是现代中国女性了！

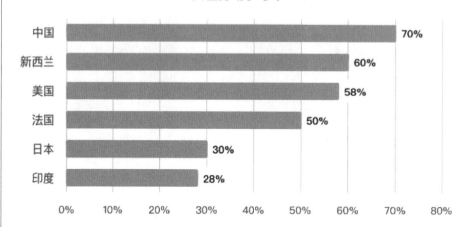

女性劳动参与率

国家	比率
中国	70%
新西兰	60%
美国	58%
法国	50%
日本	30%
印度	28%

部分国家女性劳动参与率数据图

在中国，女性劳动参与率达到70%，一点也不输于中国男人。作为中国的现代女性，到底有多累？

一是工作累。职场的女性，公司要求她独立、勇敢、自信，认真细致又敢于挑战，富有创意又踏实肯干。

二是家庭累。结了婚的女性，丈夫要求她温柔体贴、勤劳贤惠，出得厅堂，下得厨房。

三是育儿累。有了孩子的女性，孩子要求她有学识、知教养、懂陪伴，情绪稳定，最好还是一本详解版《十万个为什么》。

现代女性，不但需要做好员工、好妻子、好妈妈、好儿媳、好女儿，更可能需要做一个好厨师、好司机、好财务、好保姆、好采购、好心理咨询师、好按摩师、好垃圾桶，更恨不得一天工作24小时不眠不休，自带太阳能充电板，奔赴周旋在各个战场，时时刻刻能量满分。

女性该怎样关爱自己，获得幸福和快乐，其实最重要的简单秘诀就是拥有健康的身体，愉快的心情。

二、女性各年龄段的身体特征

《黄帝内经》对女子身体生理变化的描述，分为七个阶段。

女子七岁肾气盛，齿更发长。

二七而天癸至，任脉通，太冲脉盛，月事以时下，故有子。

三七肾气平均，故真牙生而长极。

四七筋骨坚，发长极，身体盛壮。

五七阳明脉衰，面始焦，发始堕。

六七三阳脉衰于上，面皆焦，发始白。

七七任脉虚，太冲脉衰少，天癸竭，地道不通，故形坏而无子也。

大意是：女子到了七岁，肾气旺盛起来，乳齿更换，头发开始茂盛。十四岁时，天癸产生，任脉通畅，太冲脉旺盛，月经按时来潮，具备了生育子女的能力。二十一岁时，肾气充满，真牙生出，牙齿就长全了。二十八岁时，筋骨强健有力，头发的生长达到最茂盛的阶段，此时身体最为强壮。三十五岁时，阳明经脉气血逐渐衰弱，面部开始憔悴，头发也开始脱落。四十二岁时，三阳经脉气血衰弱，面部憔悴无华，头发开始变白。四十九岁时，任脉气血虚弱，太冲脉的气血也逐渐衰弱，天癸枯竭，月经断绝，所以形体衰老，失去了生育能力。

可见，女性在生命的每个阶段身体都会发生不同的变化，必须要有针对性地进行调养。

三、女性在不同年龄段的养生策略

（一）21—30岁：奠定良好基础的重要十年

1.养成健康的生活习惯与饮食习惯。

2.注意饮食营养均衡，控制糖和钠的摄入。

3.适量运动，按时体检，接受必要的免疫接种。

4.保持心情愉快，避免吸烟。

（二）31—40岁：最需要关注自身变化的十年

1.保持充足的睡眠。充足的睡眠可以降低患"三高"症、癌症和抑郁症等疾病的风险。

2.定期体检，控制体重。

3.保持良好的营养搭配和有规律的运动。

4.注意保持心脏和骨骼的健康，促进新陈代谢。

5.注意社交，科学释压。注意花点时间社交，培养一个爱好，注意缓解压力。

（三）41—50岁：身体逐渐变化开始衰老的十年

1.需要保持更健康的生活习惯，对生活依旧充满热情，培养一个兴趣爱好。

2.膳食均衡，限制脂肪、糖和精制碳水化合物的摄入。适当进行一定的负重和力量训练。

3.重视检查乳腺和子宫，防止罹患女性常见及高发疾病。

4.关注血糖、血压以及雌激素的变化，防御更年期症状。

（四）51岁以上：身体走向衰老，但精神更富足的十年

1.接受定期的身体检查。

2.注意检测骨密度，预防骨质疏松。

3.健康清淡饮食，注意保护心脏。

4.适量的补充维生素、钙片和鱼油等营养保健品。

四、女性该如何保养?

中医角度看女性的身体变化与健康，认为："女子以血为本，以肝为先天。"女性养生与保健应主要围绕着"补血与养肝"。不妨注意以下"三三原则"，多使用广药集团生产的"三宝"药品。

（一）"三多"：多睡觉、多运动、多开心

1.多睡觉，中医阴阳平衡论里说道："男属阳，女属阴，动则生阳，静则生阴。"女性养阴就要注重通过睡眠休息来保持静态。按时睡觉能保证气血旺盛，女子以血为本，亥时（晚上9—11时）入眠，则子时与丑时处于深睡状态，有助于肝血滋养修复全身。

2.多运动，从中医来看，运动能益五脏：脾主四肢、肌肉；肝主筋；肾藏相火；心主神；肺主气，司呼吸。主动深呼吸能宣畅肺气。适量运动可升发阳气，排解掉抑郁、忧愁、生气、怨恨、烦恼等消极情绪。

3.多开心，自古以来就有"笑一笑十年少"的说法，前面章节已经论述过，快乐轻松的情绪是健康的一剂良药，女性如果能够做到天天开心，一定会永葆青春。

（二）"三少"：少生气、少忧思、少吃糖

1.少生气，《黄帝内经·素问·举痛论》中有一句："百病生于气也。"中医认为，"气"既是构成身体的物质，也是维持生命活动的最基本物质。由于

"气"广泛分布在全身无所不在，所以无论外感六淫之邪，还是内伤情志之郁，都能引起"气"的机能失调，导致脏腑经络功能的紊乱，从而发病。

女性常见病月经不调和乳腺增生大多由肝气郁结、气滞痰凝导致。少生气，保持机体气机顺畅条达，有益身心健康。

2.少忧思，《黄帝内经》描绘忧思道："故悲哀愁忧则心动，心动则五脏六腑皆摇。"就是说，思虑过度则伤脾胃，心脾血虚，神魂无主，而致失眠。

3.少吃糖，中医认为"糖"属于膏粱厚味，过食后人容易痰湿积聚，冲任失调，女性会影响到卵巢，造成不排卵，内分泌失调等，从而影响到子宫。

现代医学则认为，女性甜食吃多了，容易发胖，影响新陈代谢，导致体内自由基过多，加速细胞老化，增加白发。少糖、少盐、少油对健康最有利。

（三）"三宝"：乌鸡白凤丸、滋肾育胎丸、固肾生发丸

乌鸡白凤丸，内含乌鸡（去毛爪肠）、人参、黄芪、当归、丹参、山药等，有"补气养血、调经止带"的功效。适合女性经前或产后调理身体服用。

滋肾育胎丸，内含菟丝子（盐水制）、砂仁、熟地黄、艾叶、杜仲等，可"补肾健脾、养血安胎"，既适合久婚不孕女士调理身体，也对更年期女性适用，一定程度上能缓解女性更年期身体不适，情绪不佳。

固肾生发丸，内含制何首乌、熟地黄、枸杞子、女贞子、丹参、党参等，有"固肾养血、益气祛风"之功效，对肝肾阴虚引起的脱发有一定疗效。

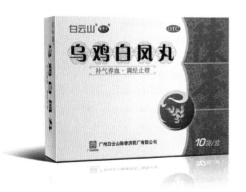

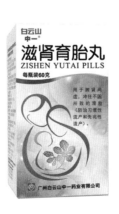

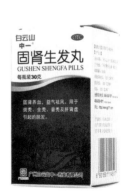

乌鸡白凤丸　　　　　　　滋肾育胎丸　　　　　固肾生发丸

爱自己，并不仅仅是物质上的满足，更重要的是相信自己，喜爱自己，接纳自己。做一个健康的女性，才能永葆青春和活力。

第四节　中老年人为什么会腰腿疼痛？

一、中老年腰痛的原因及注意事项

人到中年，身体的各个关节部位开始出现损耗，这个时候如果不注意保养，就会形成很多慢性病，到老年表现越发明显，中老年人腰疼就是个显著的例子。引起中老年人腰痛的原因有很多，既有疾病原因也有因生活习惯不当、劳累过度或营养缺失的原因。

腰痛的成因主要有：

1.腰椎骨质增生，腰椎间盘突出（以中老年人为主，年轻人姿态不当，久坐也会出现）。

2.急性腰部外伤或椎间盘脱出（外伤引起的腰痛）。

3.泌尿系疾病（多为泌尿系感染或泌尿系结石），腰痛伴随尿频、尿急、尿痛。

4.腹痛为主向腰部放散（由消化道疾病的痉挛样痛牵扯到腰部筋膜引起的腰痛），伴随恶心、呕吐、腹胀。

5.由妇科疾病，腰痛伴随腹痛，月经不调、白带增多，引起不适（女性常见病）。

老年人常见的腰痛如果表现为晨起或久坐后觉得腰背酸痛、僵硬，活动过多或劳累后加重，极有可能是由腰椎骨质增生引起的。当天气潮湿或寒冷时，腰痛加重，疼痛会引起臀部、大腿部和腰部肌肉僵硬。从中医的角度看中老年人腰疼，主要是肾气衰退、精血不足、禀赋虚弱或气血瘀阻、筋脉凝滞所致。而从西医的角度来看，腰部是人体躯干的主轴，因年老退化，关节又经过长年的使用磨损，软骨损毁、弹性消失、关节周围的韧带和肌腱松弛，稳定性差，椎骨易形成骨刺。如体型肥胖、长期负重过度，用力不当也会造成腰部损伤发生疼痛。

预防中老年腰痛可注意：

1.适当进行腰部锻炼。可尝试仰卧拱桥式或俯卧飞燕式，每天睡前可自行按摩腰部，搓热活血。建议在医院就诊后，医生确认可以用这两个动作锻炼腰背部肌肉力量才可以做，否则事倍功半，容易造成其他损伤。

2.尝试倒走。倒走通过改变运动方向来矫正重心，通过强制后移人体重心，矫正骨盆前倾和腰椎前凸。倒走时注意穿着平底鞋慢走，选择安全的平地。

3.注意防寒保暖。中老年人适合在冬春季穿着马甲背心，护腰防寒。腰部受风寒容易造成气血不通，痛则不通，通则不痛。

4.注意补钙。中老年人，尤其是女性，很容易因为钙质流失造成骨质疏松，日常生活中要注意增加对钙质的摄取，可根据自身状况选择多吃豆浆、豆腐、酪乳、牛奶等食物。

5.可适当采用中医针灸、推拿、理疗等物理治疗，也可以在患处贴膏药减轻疼痛感。

白云山701跌打镇痛膏，内含生草乌、马钱子、两面针、黄岑、冰片等成分，有活血止痛、散瘀消肿的功效，对急慢性扭挫伤、慢性腰腿痛、风湿关节痛均有一定疗效。

陈李济大活络丸，内含人参、蕲蛇、乌梢蛇、制草乌、羌活、防风、麻黄、天麻、麝香、血竭、人工牛黄、冰片等48味中药。有祛风止痛，除湿豁痰，舒筋活络之功效。对中风痰厥引起的瘫痪，足痿痹痛，筋脉拘急，腰腿痛及跌打损伤，行走不便，胸痹等有显著疗效。

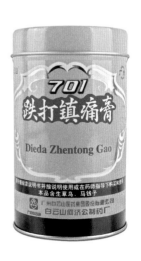

701跌打镇痛膏

二、中老年膝痛的原因及注意事项

俗语有云："树老根先枯，人老腿先衰。"中老年人除了腰痛外，最常见的就是膝部不适。膝部酸疼，要搞清楚是关节炎引起的还是体虚导致的。

骨性关节炎又叫退行性关节炎，俗称"骨刺"。由关节老化与磨损造成，特别是关节软骨的老化。该病与年龄有关，年龄越大，患病率越高，65岁以上的人群中有50%以上有骨性关节炎，75岁以上患该病症的有80%以上。

预防膝关节、骨性关节炎，可注意：

膝关节防寒保暖。老年人的膝关节疼痛多在冬季表现明显，可以适当佩戴护膝减轻关节负重压力，保暖。

进行适当运动。正确恰当的运动可以预防、延缓和减慢骨性关节炎的发生。可适当进行游泳、散步、直腿抬高、坐位伸膝、仰卧屈膝的练习。

减轻体重，尽量不穿高跟鞋，保护关节不要受到损伤，不过量运动和行走。

补充营养。除补钙以外，可以多食富含维生素D的食物或乳制品，帮助钙的吸收。增加多维元素的摄入，维生素C可防止骨性关节炎进展。适当补充氨糖软骨素，增加营养。

中医认为，肾脏是人体的精气之所在，且肾主骨，骨的生长发育与肾精关系密切，人体膝部的健康需要肾脏的滋养，当膝部出现问题时，说明肾脏有开始老化、衰退的迹象。

事实上，很多腿部出现问题的人，比如那些大腿静脉曲张较多的人，往往患有心血管疾病。因为腿部的动脉硬化是全身动脉硬化在腿上的表现，体现在心脏部位，有可能是冠状动脉的粥样硬化闭塞，即冠心病。

白云山复方丹参片，内含丹参、三七、冰片。具有活血化瘀，理气止痛的功效。对气滞血瘀导致的胸痹、胸闷，以及由冠心病引发的腿部酸软无力有一定疗效。

防止中老年腰腿痛，从年轻时就要注意。避免身体过度疲劳，久坐不动，姿势不当，仪态不佳。不良习惯养成后，经过日积月累，到了一定的年龄，都会通过各种身体不适反映释放出来。要想晚年不被病痛困扰，就要学会年轻时爱惜身体。

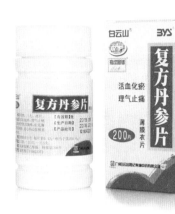

复方丹参片

第五节　怎样呵护咱们的孩子?

健康是人人都关心的问题。但什么是真正的健康,怎样保护好孩子的健康,很多家长总觉得有心无力。孩子越小,体质越弱。学龄前的孩子是父母最需要花时间和精力去关注的。让孩子能健康成长,注意从以下几点入手。

一、不可忽视的小儿"积滞"

很多新手妈妈,总为孩子的吃饭问题所苦恼。看别人家的孩子吃饭香喷喷,自己家的孩子吃饭就像一场拉锯战。孩子的第一次快速生长阶段是胎儿中期到一周岁。在周岁以前,孩子由于肠胃系统发育不完善,牙齿不全,以母乳或奶粉为主食,出牙以后可以循序渐进地添加辅食。这个阶段的孩子最容易出现的就是"积滞"。由于乳食不节,脾胃运化失职,致使乳食内停,积而不化,阻滞气机,蕴积化热,进而损伤脾胃。孩子出现"积滞"后如果不及时调节,就容易造成厌食,影响生长发育。三公仔小儿七星茶颗粒内含薏苡仁、稻芽、山楂、淡竹叶、甘草等,有开胃消滞、清热定惊的功效。对小儿因积滞化热、消化不良造成的不思饮食、大便不畅和小便短赤有效果。孩子服用3天左右,情况会慢慢有所好转。

新手妈妈遇到孩子"积滞"问题,还可以从中医的角度试试给孩子进行推拿按摩。小儿"积滞"可以推中脘穴。

中脘穴:在前正中线上,以肚脐和胸骨最下端做一条连线,连线中点即为中

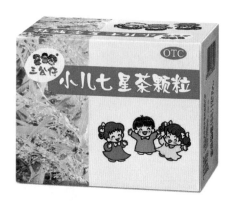

小儿七星茶颗粒

脘穴。食指和中指并拢后从上往下推中脘穴，可减轻腹胀和呕吐等症状。还可以以掌心为中点，周围半寸范围即为内八卦。用大拇指指肚在内八卦范围内顺时针转圈，可减轻恶心、腹胀等症状。

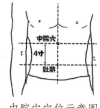

中脘穴穴位示意图

小儿"积滞"的问题除了试试开胃茶和按摩以外，家长还可以适当增加孩子的运动量，例如训练孩子爬行、走路等，适当的运动有利于刺激孩子的肠道运动，促进消化，增加胃口。

二、不可忽视的小儿感冒

学龄前的儿童常见病就是感冒。低龄儿童的感冒要吃药吗？答案是肯定的。感冒久治不愈容易引发慢性鼻炎。对于小儿常见的外感风寒、四时感冒不适，推荐家里常备三公仔小柴胡颗粒和三公仔保济口服液。

三公仔小柴胡颗粒，内含柴胡、黄岑、党参、生姜、甘草、大枣，有解表散热、疏肝和胃的疗效。用于外感病，对一冷一热引起的感冒、口苦、咽干、食欲不振的症状能起到缓解治愈的作用。

三公仔保济口服液内含钩藤、菊花、木香、葛根、茯苓等，能解表，祛湿，和中。对四时感冒、肠胃不适、消化不良、舟车晕浪、发热头痛有效。

小儿感冒不适，家长还可适当通过中医推拿，帮孩了减轻舒缓症状。治疗小儿感冒四大推拿手法分别为：开天门、推坎宫、揉太阳、揉耳后高骨。

1. 开天门：天门是从眉心推到前发际的正中，双手两拇指交替自下向上推。交替单线直推，又称"开天门"，推30—50次。不宜用力过猛，手指可沾点宝宝霜或Baby油，起润滑作用，推至皮肤潮红为宜。

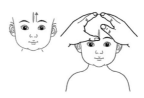

"开天门"示意图

2. 推坎宫：坎宫从眉头推到眉梢，用两拇指桡侧同时自眉头向眉梢推动。推30—50次。主治感冒、头痛、发热、鼻炎等。

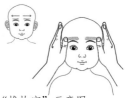

"推坎宫"示意图

3. 揉太阳：太阳穴在眉梢和眼角连线中点向后一寸的位置，用中指或拇指桡侧揉太阳穴。掐按3—5次，揉20—50次。感冒、头痛多用按揉法。

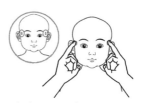

"揉太阳"示意图

4. 揉耳后高骨：耳后高骨在耳后入发际高骨下的凹陷中。用拇指或中指指端按揉，按3—5次，揉30—50次。主治感冒、头痛、发热、鼻炎等。

三、不可忽视的小儿发热

孩子由于年龄小，抵抗力弱，6岁以前由于神经体感系统没有发育完全，最容易出现发热的症状。家长需要重视低龄儿童的发热。体温超过37.5℃是低热（低烧），超过38.5℃就是中热（中烧），需要服用退烧药，一旦体温超过39℃就是高热（高烧）。如果高烧一直不退，情况严重就要送医院进行治疗。有些家长在孩子发烧时不愿给孩子吃药，只相信物理降温是不对的。孩子发热的原因有很多，首先通过服用儿童退烧药把体温降下来才不会有高热后产生的不良影响。

对乙酰氨基酚栓，适用于普通感冒或流行性感冒引起的发热，也可以缓解轻至中度疼痛，如头痛、关节痛、偏头痛、牙痛、肌肉痛、神经痛。白

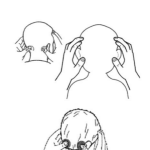

"揉耳后高骨"示意图

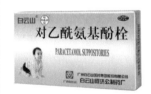

对乙酰氨基酚栓

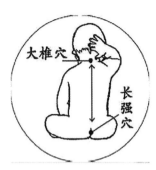

大椎穴、长强穴穴位示意图

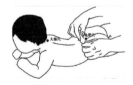

龟尾穴按揉演示图

云山敬修堂对乙酰氨基酚栓，对小儿发热，或减轻疼痛有一定疗效。

白云山星群小儿氨酚黄那敏颗粒适用于缓解儿童普通感冒及流行性感冒引起的发热、头痛、打喷嚏、流鼻涕、鼻塞、咽痛等症状。

中医推脊可清热镇惊，对退烧有一定作用。小儿除发烧时推脊外，平时还可以进行捏脊，有利于培补元气，调理脏腑。

推脊：位置为大椎穴至长强穴一直线。推脊退烧可用食、中两指指腹蘸酒精或凉开水从大椎直推至骶椎，100—200次。推脊常用于各种发热病症。

捏脊：位置为脊柱两旁，肺俞穴至肾俞穴之间。两手沿着脊柱的两旁，用捏法把皮捏起来，边提捏，边向前推进，出尾椎骨（即龟尾穴处）朝上一直捏至肺俞处，操作3—5遍，一般向上捏三次就往上提一下，即所说的"三捏一提"。可以治疗消化不良、疳积、腹泻等。龟尾穴也为小儿保健穴，有和脏腑、培元气、强身健体的功效。

四、不可忽视的小儿咳嗽

咳嗽是孩子最常见的一种病症，在季节冷热交替的时候或者是受凉风刺激时，小儿较容易出现咳嗽症状。咳嗽如不及时治疗，常会出现气管炎或支气管炎，严重的还会引发小儿肺炎。白云山花城小儿止咳糖浆能祛痰、镇咳，对由感冒引起的小儿咳嗽有一定疗效。

中医推拿治疗咳嗽常用的三个穴位：膻中穴、乳旁穴和乳根穴。

膻中穴：位于两乳头连线中点，胸目中线上，平第四肋间隙。用指腹按在穴位上揉50—100次，为揉膻中；继用两手中指指腹，从膻中穴同时向左右分推至两乳头50—100次，为分推膻中。继用食指、中指、无名指并拢，以三指指腹从小儿胸骨上窝向下直推至胸骨下角50—100次，为直推膻中。推揉膻中，可以宽胸理气，止咳化痰。

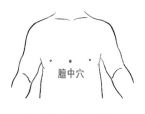

膻中穴穴位示意图

乳旁穴：位于乳外旁一横指，左右两穴。以两手四指扶患儿两胁，再以两拇指于穴位处揉30—50次，称揉乳旁，可宽胸理气，止咳化痰。用于治疗胸闷、咳嗽、痰鸣、呕吐等症。

乳根穴：位于乳头直下，乳房根部第五肋间隙。以两手四指扶患儿两胁，再以两拇指于穴位揉30—50次，称揉乳根。可宣肺理气，止咳化痰。用于治疗咳嗽、胸闷、痰鸣等症，临床上常与揉乳旁，推揉膻中合用。以食、中二指同时按揉，称揉乳房乳根。

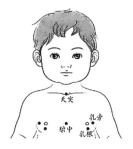

乳旁穴、乳根穴穴位示意图

呵护孩子的健康成长离不开家长的用心。多带孩子进行户外运动，增强孩子体质；健康饮食，规律作息。育儿的同时育己，和孩子共同成长，生活会充满更多欢乐。